Casting
Manual

プラスティックキャストで
何ができるか

SASAKI Tadashi
佐々木 正

丸善プラネット

は じ め に

　古来，「ギプスなくして整形外科なし」の時代は，整形外科的治療の格段の進歩により変遷し，ギプスの役割は減少したと思える。一方，ギプスの素材の開発は従来の欠点を克服し，新しい利用の仕方が工夫できる。

　筆者の50年余にわたる臨床経験のうち，当初の20年は石膏ギプスの時代であった。その頃，すでにキュンチャー髄内釘，AOプレートなどの導入により強固なギプス固定の適応は減じつつあった。30余年前から水硬性プラスティックキャスト，熱可塑性プラスティックキャストが開発され，一般に普及するようになった。プラスティックキャストの特性は従来の石膏ギプスに比べると，軽量で薄くても強度があり，X線が透過しやすく，水に強い長所がある。短所として，水硬性ギプスはキャスティンググローブを着用しなければならず，下巻を必要とし，モデリングしにくさがある。装具の型採りには使えない。

　50年前に街で見かけるギプスは美しかったと記憶する。ということは，ギプスの外形のよさはギプスの機能のよさを表している。ギプス巻が「足持ち3年，巻き8年」といわれた石膏ギプス時代の先輩達の執念であったと思う。近年，ギプス装着の姿を街で見かけることは稀となった。それにしてもプラスティックキャストは美しくない。あえていえば下手くそである。キャストとして十分機能しているとは思えない。巻かれている患者さんの身になればもう少し何とかならないかということになる。

　ところで，前述のように「プラスティックキャストには石膏ギプスを凌駕した長所があり，努力すれば，従来のギプスの欠点を解決することができる」。筆者の行っているギプス法（キャスティング）の大要を以下に紹介する。

　例外を除いて綿包帯は使用しない。原則として入浴可である。下肢ではギプスのままなるべく通常の靴を履かせる。固定すると患肢に荷重できることが多い。松葉杖が不要となるか，少なくとも1本杖とする。傘をさせるように，小荷物を手に持てるようにする。「患者自身でキャストの着脱を可能にして，積極的自動運動訓練を指導し，リハビリ期間を半減以下とする。人としての通常通りの日常生活を過ごすことを目標とする」。すなわち，外傷，障害でハンデキャップを背負った患者にさらにキャストのマイナスを付け加えないことである。

　本書では筆者の臨床経験からその手技の実際を詳述する。読者諸賢のご批判，そしてご活用いただければ幸甚である。

　最後に，終始キャスティングに協力してくれたセラピスト滝澤慎吾君に深謝いたします。

2018年

佐 々 木　正

ギプス，キャストに関連する用語

　用語の使用・解釈が乱れている。整形外科学用語集（第8版）用語解説X頁を参照していただきたい。下記の用語は第8版の記載による。

ギプス	cast/plaster/plaster of Paris
ギプスシーネ	plaster slab
ギプスシャーレ	plaster shell
ギプススプリント	plaster splint
ギプス副子	plaster splint
ギプス包帯	plaster bandage/plaster cast
キャスト	cast
石膏キャスト	plaster cast

cast	キャスト，ギプス，
body cast	体幹キャスト，ギプス
bridging cast	架橋キャスト，ギプス
corrective cast	矯正キャスト，ギプス
cylinder cast	筒状キャスト，ギプス
long arm cast	長上肢キャスト，ギプス
long leg cast	長下肢キャスト，ギプス
negative plaster cast	陰性ギプスモデル
padded cast	有褥キャスト，ギプス
plaster bandage	ギプス包帯
plaster cast	ギプス包帯，石膏キャスト
plastic cast	プラスティックキャスト
plaster shell	ギプスシャーレ
plaster slab	ギプスシーネ
plaster splint	ギプス副子
short arm cast	短上肢キャスト，ギプス
short leg cast	短下肢キャスト，ギプス
splint	副子，シーネ，スプリント
synthetic cast	合成キャスト
unpadded cast	無褥ギプスト，ギプス
walking cast	歩行キャスト，ギプス

　Gips（Gyps）は独和辞典にあり，ギリシャ語由来とある。通常，臨床ではギプスとキャストの用語が入り混じって使われている。若い医師はキャストを，年配の医師はギプスを多用しているようである。

　用語集の中にギプス固定，ギプス法，ギプス作製に当たる英文の記載がない。一般に診療上流用されているキャスティング（casting）を用いた。

熱可塑性キャストも thermoplastic cast の訳語とした。ギプスカッターは一般に流用されている造語であるが，あえてキャストカッターとしていない。ギプスシーネもプラスタースラブとしていない。

馴染みの用語ストッキネット，ストライカー，マジックベルトなどは商品名であり，チューブ包帯，（キャスト）カッター，ベルクロに改めた。しかし，キャストライト（ファイバーグラスキャスティングテープ），キャストフレックス（弾力性ポリエステルキャスティングテープ），プライトン（熱可塑性プラスティックキャスト材）も商品名であるが省略したキャスト材名として使わせていただいた。

目　次

はじめに…………………………………………………………………………………… iii

ギプス，キャストに関連する用語……………………………………………………… iv

目次………………………………………………………………………………………… vi

部位別掲載ページ……………………………………………………………………… viii

序　章……………………………………………………………………………………… 1

第1章　材料・器材……………………………………………………………………… 3

　1-1　hydrolic property cast（synthetic casting tape）
　　　（水硬性プラスティックキャスト）……………………………………………… 3

　1-2　thermoplastic cast（synthetic casting tape）
　　　（熱可塑性プラスティックキャスト）…………………………………………… 5

　1-3　plaster cast，plaster of Paris bandage
　　　（石膏ギプス包帯，プラスランギプス）………………………………………… 6

　1-4　under wrapping, cushion, felt（下巻き，クッション，フェルト）………… 7

　1-5　Velcro（magic belt），riviet（カシメほか器材）……………………………… 8

第2章　プラスティックキャストの選択……………………………………………… 11

　2-1　石膏ギプスからプラスティックキャストへ　何がどう変わったのか……… 11

　　　2-1-1　キャストの免荷効果　　　　　　　　　　　　　　　12

　　　2-1-2　キャスティング　　　　　　　　　　　　　　　　　12

　2-2　水硬性プラスティックキャスト…………………………………………………… 13

　　　2-2-1　long arm cast（長上肢キャスト）　　　　　　　　　13

　　　2-2-2　short arm cast（短上肢キャスト）　　　　　　　　14

　　　2-2-3　knuckle cast（こぶし型キャスト）　　　　　　　　16

　　　2-2-4　long leg cast（長下肢キャスト）　　　　　　　　　16

　　　2-2-5　short leg cast（短下肢キャスト）　　　　　　　　　17

　　　2-2-6　shoe type cast（靴型キャスト）　　　　　　　　　　19

　　　2-2-7　foot in sole（足底板）　　　　　　　　　　　　　　20

　2-3　熱可塑性プラスティックキャスト………………………………………………… 21

　　　2-3-1　finger ～ hand cast（指～手キャスト）　　　　　　21

　　　2-3-2　toe ～ foot cast（趾～足キャスト）　　　　　　　　22

第3章　キャスト作製・管理の基本的手技…………………………………………… 25

　3-1　水硬性キャスト…………………………………………………………………… 25

　　　3-1-1　under wrapping, felt, cushion
　　　　　　（下巻き・フェルト・クッション）　　　　　　　　26

目次　　　vii

    3-1-2　casting（ギプスの巻き方）　　26

    3-1-3　cast cutting（ギプスの切り方）　　27

    3-1-4　cast management（ギプスの管理）　　28

  3-2　熱可塑性プラスティックキャスト ……………………………………………30

第4章　upper limb cast（上肢キャスト）……………………………………31

  4-1　long arm cast（長上肢キャスト，肘上キャスト）……………………31

    4-1-1　long arm cast の適応　　31

    4-1-2　sugartongs splint の適応　　36

  4-2　short arm cast（短上肢キャスト，肘下キャスト）……………………40

  4-3　knuckle cast（こぶし型キャスト）…………………………………………45

  4-4　finger cast（指キャスト）……………………………………………………49

    4-4-1　短母指プライトン固定　　49

    4-4-2　長母指プライトンキャスト　　51

    4-4-3　他指のプライトンキャスト　　54

    4-4-4　指先キャップ　　58

第5章　lower limb cast（下肢キャスト）……………………………………61

  5-1　long leg cast（長下肢キャスト，膝上キャスト）……………………61

  5-2　short limb cast（短下肢キャスト，膝下キャスト）…………………66

  5-3　achilles tendon rupture cast（アキレス腱断裂のキャスト）………72

  5-4　shoe type cast（靴型キャスト）……………………………………………76

  5-5　foot in sole（足底板）…………………………………………………………81

  5-6　toe cast（趾キャスト）………………………………………………………82

第6章　body cast（体幹キャスト）……………………………………………87

第7章　brace（装具）……………………………………………………………93

  7-1　body brace（体幹装具）………………………………………………………93

  7-2　Williams flexion brace………………………………………………………96

  7-3　trunk solution（体幹装具）…………………………………………………97

  7-4　Achilles tendon brace（アキレス腱断裂に対応するブレース）………98

  7-5　PTB brace（PTB ブレース）………………………………………………100

参考文献 …………………………………………………………………………104

おわりに …………………………………………………………………………105

部位別掲載ページ　（　）プラスティックキャスト種類

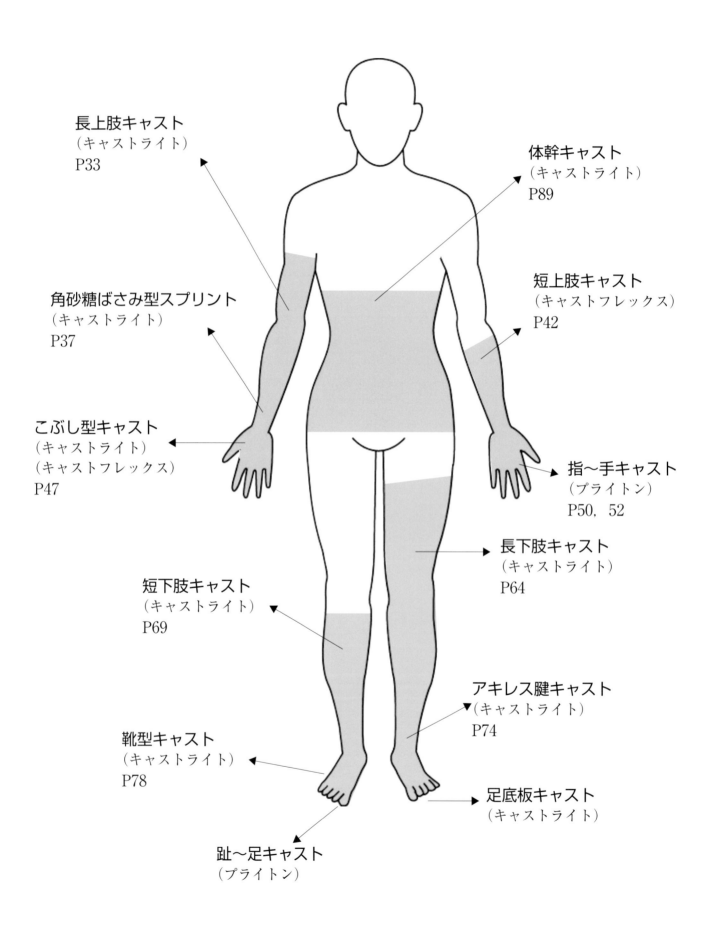

- 長上肢キャスト（キャストライト）P33
- 角砂糖ばさみ型スプリント（キャストライト）P37
- こぶし型キャスト（キャストライト）（キャストフレックス）P47
- 体幹キャスト（キャストライト）P89
- 短上肢キャスト（キャストフレックス）P42
- 指〜手キャスト（プライトン）P50, 52
- 長下肢キャスト（キャストライト）P64
- 短下肢キャスト（キャストライト）P69
- アキレス腱キャスト（キャストライト）P74
- 靴型キャスト（キャストライト）P78
- 足底板キャスト（キャストライト）
- 趾〜足キャスト（プライトン）

序　章

本来，運動器を扱う整形外科において骨折，脱臼，捻挫など急性期外傷による日常生活動作支障の治療上，固定は必要不可欠である。慢性運動器障害においても固定は有効な治療法の一つであることに間違いはない。固定には内固定と外固定がある。内固定は手術であり，外固定はギプス，装具，創外固定である。新たな手術法，固定器具の開発により強固な固定性が得られ，その後の強固な外固定は不要となりつつある。

しかし，手術適応とならない外傷の方がはるかに多いのである。骨折の場合，ギプス固定は骨折部位の上下2関節を含める固定が原則といわれる。

ここで，従来のギプス固定の問題点を提起し，筆者の実施している解決法を紹介する。

1）　関節とは動くところである。固定は関節の機能を失わせることになる。すなわち，関節は固定してはいけないという大原則があり，ギプス固定とは裏腹の関係にある。解決法の1つは，PTBキャストのように膝関節を固定しないようにする。hanging castのように肩関節を固定しない方法は優れている。

解決策の2つ目は連続した固定を行わないことである。すなわちギプスを着脱できるようにすることである。大方の外傷で四六時中完全な固定を続けなければならない期間は短い。この期間が長くなる症例，あるいは治療終末に大きな機能障害が残ると予測される症例では手が掛かっても手術による強固な固定を選択すべきである。関節固定の例外はある。関節を越えた創外固定である。なぜか？関節裂隙を保ち続けることができるからである。関節裂隙がなくなると関節は容易に拘縮をきたし，長くなれば強直に至る。骨折部については骨折の整復された相互位置が外固定により保たれ転位が起こらないからである。

以前よりギプス固定の関節肢位は，良肢位，便宜肢位とも言われる。そのまま固まっても使いうる肢位であるという。いずれにせよ長期間関節を固めてはいけないのである。関節機能は可能な限り保持しなければならない。

2）　ひとたびギプス固定されると患者は外すことができない。患者自身のためとはいえ，医療サイドが束縛を強要することは許されない。医療の本質として主権は患者にある。患者に主体性を持たせて自分自身が治療の中心になければならない。リハビリの中心は自動運動訓練である。この点が従来の医療の誤りであることにほとんどの整形外科医が気付いていない。固定の意義，必要性をよく説明した上で**「関節固定期間は可能な限り必要最短に留める」**。少なくとも継続した固定を長期に続けるべきではない。そのための努力を整形外科医は全くしてこなかった。

要点は，患者自身がギプスを取り外しできるようにする。すなわち，**「当初からギプスに装具の機能を持たせることにある」**。最初は患部を洗うだけから徐々にROM訓練の回数と可動域を毎日拡大することにより関節拘縮はきたしにくい。リハビリ期間を著しく短縮できる。関節拘縮と固定期間は逆相関

にあることを忘れてはならない。以前から，ギプスの固定期間の倍の期間リハビリを要するといわれてきた。筆者の方法では，ギプスを外すときはリハビリはほぼゴールに近く，治療期間は1/2に短縮できる。

症例により改善の差が大きい。この間，患者任せに放置してはならない。再々患者の状態をよく見て丁寧に指導する必要がある。従来よりも医療サイドの負担は大きくなる。患者のための医療であるからご努力願いたい。ギプスシャーレにしてからリハビリを始めるのでなく，キャスティング（ギプス固定）直後からリハビリは始まるのである。よく説明してもギプスを勝手に外してしまう患者がいる。その患者にとってはそこまでの必要性と判断している。自己責任である。どんなに教えても遅々として進まない症例がある。リハビリはやってもらうものと錯覚している患者は意外に多い。手をかけても自らやらなければならないことを理解させる必要がある。

3）外傷への対応はすべて応用問題である。外傷は力のかかる方向，力の大きさ，加速，受け皿の強さにより決まる。100万通りあり，2度と同じ外傷はないと言える。したがって治療法もそれなりの判断工夫が必要になってくる。骨折にあってはその傾向が強い。局所の治癒をはかるためとはいえキャストは上下関連関節を不動化し，入浴もできない。真夏の苦痛は言うまでもない。**ヒトの日常生活障害をいかに少なくするかが課題である。**上下関節拘縮の対策については前項で述べた。筆者は，キャストを巻くときに綿包帯を用いない。キャストを着脱可能としているため，浴槽につかっても出てからキャストを外しドライヤーで乾燥し，チューブ包帯を交換すればよい。局所の安定性が増してきたら入浴中はキャストを外して浴槽内で可動域訓練を積極的に行う。ひざ下の外傷ではキャスティング後，現場，営業，通勤，通学にはなるべく通常の靴を履いて行動したい。スニーカーなら十分，革靴でも紐靴ならキャストのまま履ける。いずれにせよ患者の身になって考慮工夫することが求められる。

以上，筆者の提案する種々の手技を行うには多くの手間，時間を要することは否めない。キャスト・装具作製の時間帯をあらかじめ用意していないと，外来中に医師一人でこなすことは難しい。PT，セラピストの助けを借りることが必須である。そうすれば外来中でもギプス巻をこなすことができる。症例ごとに工夫をしなければならないが，症例を重ねると細工に要する時間は著しく短縮できる。

第1章

材料・器材

1–1 hydrolic property cast（synthetic casting tape） 水硬性プラスティックキャスト

　水硬性プラスティックキャストは，30余年前海外からの製品移入が先行する。スコッチキャスト，ジンマーキャストに次ぎ，本邦ではキャストライトの商品名で開発・改良が進められた（**写真❶**）。水硬性プラスティックキャストの特性は，従来の石膏ギプスに比べて，1）軽量である，2）耐衝撃性に優れている，3）耐水性に優れている，4）通気性が良い，5）X線の透過性が良いなどである。

　以前，水硬性キャストは10数社から製造，販売されていたが，現今使われているのは数社に限られる。各社共通して樹脂の成分はウレタンプレポリマーであり，基布の素材はガラス繊維で，その織方はラッセル織である。各社製品の品質にほとんど差

水硬性プラスティックキャスト（ロール）		
種　類	種　類	1函入数
2号	5.0 cm × 3.6 m	10巻
3号	7.5 cm × 3.6 m	10巻
4号	10.0 cm × 3.6 m	10巻
5号	12.5 cm × 3.6 m	10巻

はない。規格も各社ほぼ同一である（**表**）。キャスティングテープは外気に当てると容易に硬化するためアルミパック内に保管される。封を開かなければ2年保つ。

　キャスティングにはキャスティンググローブを使用する。キャストに含まれるウレタン樹脂（アロンアルファのようなもの）が肌につかないためである。筆者は四肢（前腕を除く），体幹のキャスティングにそれぞれの症例に見合う規格のキャストライトを選択する。キャストライトに軽量，剛性，可塑性の特性があるからである。なお，キャストライトを適用する四肢，にはギプスシーネを併用して剛性を強化し，体幹，前腕ではギプスシーネを併用せず可塑性を優先させる。

　キャストライトに次いで開発されたのがキャストフレックスである（**写真❷ ab**）。より高品質でガラス繊維の欠点を解消するキャストである。キャストライトの特性に加えて，撓みの性質を有し弾力性がある。伸び率はキャストライトの3倍ある。基布は

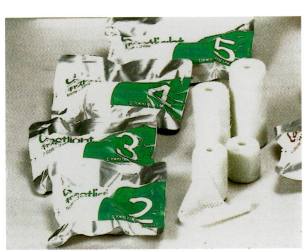

写真❶ 水硬性キャスト（キャストライト）

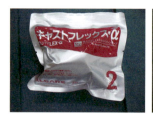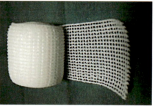

写真❷ 水硬性・弾力性ポリエステルキャスト（キャストフレックス）

ガラス繊維と異なり非伸縮性のポリエステル繊維に強い撚りを加えた強撚糸の独自な弾力性ポリエステルである。縦，横にフレキシブルで，ガラス繊維に比べて"巻きやすさ"，"モールディング性"が得られる。ポリエステル素材のキャストフレックスにはグラスファイバー素材のキャストライトと同じく種々の規格があるが，より高価であり，一般にはキャストライトの需要の方がはるかに多いという。筆者はその特性により前腕キャストにのみキャストフレックス（2号5cm幅）を汎用する。

ところで水硬性プラスチックキャストのスプリント材についても記載しておかなければならない。キャスティングにはスプリントが含まれる。水硬性スプリント（副子）は本来，超短期間～短期間の固定に適応される。たとえば，スポーツ外傷の現場から救急外来受診までの応急処置，手術までに待機期間の患肢保持，術後の短期間患肢保持を要する場合などである。本来，長期にわたらず必ずしも強固な固定を要さない症例である。しかし，実際のところ多忙な外来診療にあってはキャスティングに手間がかかるため受診の外傷患者に水硬性スプリントを適応させる医療機関が少なくないようである。スプリントはキャストに比べ固定性がはるかに劣る。患者自身毎日固定包帯を巻き替えることは不可能で，日常生活の支障度は測り知れない。時間が取れなければ次の週間ギプス予定日までのスプリント固定としていただきたい。しっかりしたキャスティングに移行して日常生活の支障度を解消すべきと考える。手袋なしで手短に装着できる水硬性スプリントは医療サイドには便利であっても患者にとっては不利益が多いことを理解しておくべきである。

水硬性スプリント材にはグラスファイバーを芯とするものとポリエステルを芯とするものがあり，両者に種々の規格がある。スプリントの保管法としては症例ごとにアルミパックに封入されているタイプ（**写真❸**b）と，症例に合わせてフリーカットできるロール状のタイプがある（**写真❸**a）。費用はキャストライト（前述の通常の水硬性キャスト）の約3倍になる。さらにグラスファイバーよりポリエステルタイプの方がより高価である。ロールタイプのスプリント材はフリーカットの口を圧迫閉鎖してもカットする度に外気に触れることになり硬化し易く使用頻度が多くないとロールタイプは無駄になる。

個別アルミパック入り水硬性スプリントは水硬性ギプスを数枚重ねてギプスシーネとし，表面を不織布で包み，もう一側をクッション材で覆った出来合いのギプスシーネである。水硬性ギプスが覆われて

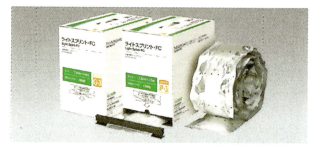

写真❸a ライトスププリント・FC

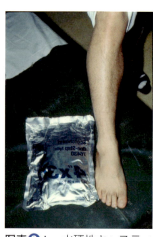 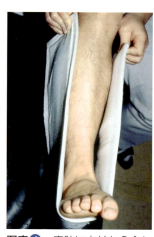 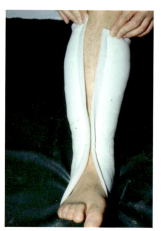 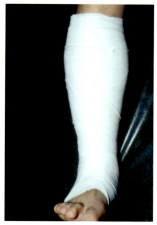

写真❸b 水硬性キャスティングシーネ，アルミパック入り　**写真❹** 患肢に内外から合わせる　**写真❺** モデリング　**写真❻** 綿包帯でしっかり固定する

いるのでキャスティンググローブを使わなくて済む。水の中で4〜5回揉んだ後，水を切り，タオルなどでクッション材の水分をとる。固定部に当てしっかり包帯で巻き固定する（**写真❹，❺，❻**）。

包帯は弾性包帯より何回も洗濯した綿包帯の方が巻きやすくしっかり固定できる。包帯の巻き替えは一般の方々には難しく，スプリントの使い勝手が悪いため，筆者は超短期の固定のみに限る。

1-2　thermoplastic cast（synthetic casting tape）　熱可塑性プラスティックキャスト

熱可塑性プラスチックキャストであるプライトンは，熱可塑性ポリエステル樹脂をメッシュ状の綿基布に塗布したロール形状（**写真❼ab**）およびシート形状のキャストテープである。本品は，熱可塑性ポリエステル樹脂が65〜70℃で急激に軟化し，樹脂の温度低下とともに硬化して患部を固定できる剛性と強度を発現する。

80℃の湯を用意する。リハに用いるホットパック浴槽があると使いやすい（**写真❽**）。温度が高すぎると熱傷の可能性があり，素材が軟化しすぎてかえって操作しにくい。温度が下がると軟化が十分に得られず，層間剥離が起こりやすい。すなわち合わせた部分の接着がうまくいかない。温度管理がしにくい。固定が小範囲に限られれば，市販の保温用ホットプレートに鋼材の浅い皿を載せ，湯の温度管理をするか（**写真❾**），電気ポットを用意して深目の器に湯を追加する。目安として，湯に浸した素材を直に手で取り出すより木のヘラですくい上げるくらいの温度である。すくい上げたプライトンについた湯をタオルの上で拭き取る。間をとるとプライトンは適温となり操作しやすくなる。

筆者は，手，指と前足部の固定・保護に熱可塑性キャスト・プライトンを多用する。大関節の固定には用いていない。その詳細は以降の各章を参照いただきたい。アンダーラップは用いない。プライトンには種々の規格があるが，筆者は上記部位の固定にのみ用いるので，7.5 cm幅のロールを使用している。

本製品の特徴は，1）軽量である，2）通気性が良い，3）耐水性に優れている，4）X線の透過性が良い，5）モデリング性が良い，6）耐衝撃性に優れている，7）修理が簡単にできるなどである。手指の場合は，通常2個作成し，濡れたら随時交換できる

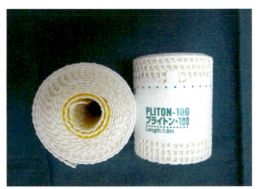

写真❼ a　熱可塑性キャスト材（プライトン7.5 cm）

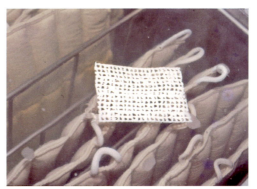

写真❽　ホットパック用温水槽

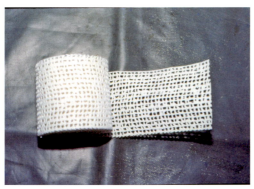

写真❼ b　熱可塑性キャスト材（プライトン7.5 cm）

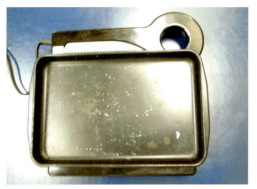

写真❾　ホットプレート・鋼製プレート

ようにする。

1-3　plaster cast, plaster of Paris bandage　石膏ギプス包帯，プラスランギプス

gypsum（石膏）の利用は紀元前に遡る。建築関連の領域であったという。その頃すでに石膏の焼成技法が会得され，水和硬化性を利用している。その後石膏の利用は近世に至るまで主として教会，住居などの建築関係である。

ステッドマン医学大辞典によると dried gypsum 焼石膏＝plaster of Paris とある。何で Paris か？以下の説を引用する。「英国王ヘンリーⅢが，1254年パリを訪れた際，ウエストミンスター寺院やノッティンガム城の間仕切壁などに用いられた石膏の優美さに感銘して"plaster of Paris"と名付けたといわれる。」すなわち，焼石膏の別称が plaster of Paris である。石膏ギプスは焼石膏を素材としているので，石膏ギプスを plaster of Paris と呼称していることになる。

焼石膏とは，熱によって結晶水を除いた石膏あるいは硫酸カルシウムで（$CaSO_4 \cdot 1/2H_2O$），水を混ぜると泥状になり（$CaSO_4 \cdot 2H_2O$），やがて固まる性質を有する。

ギプス包帯の起源は，1852年オランダの外科医 Mattysen によってギプス包帯が発明され，オランダ・イギリス戦争の戦場で使用されたという。

本邦では病院内でいつ頃からギプス包帯が使われるようになったかは定かでない。ギプス包帯の商品化は昭和30年のスピードギプス以来である。

次の世代として開発されたプラスランギプス（ハードコーテッドタイプ）のギプス包帯（**写真❿**）は，ガーゼに溶液にした石膏（スラリー）を塗布乾燥し，包帯状に仕上げる方法である。焼石膏は水と反応するためスラリー状にするには溶剤などを用いて石膏を溶液状にし，ガーゼに付着させる。

プラスランギプスの使用方法と注意点について，1）水道水を用いる，2）水温は36〜37℃が適温である，3）気泡が出なくなるまで水を浸透させる，4）気泡が出なくなったら取り出し，ギプスの両端を持って水を軽く切り，上下に軽く押しつけてなじませる。強く絞ってはいけない，5）巻きながらよく擦ることにより強度が増す。従来いわれる rollen und streifen「転がして撫でる」である，6）ギプス巻直後のギプス自体からの発熱は上記の手法を守れば問題ない。ギプス包帯の凝縮時間に影響するのは水温，水質，水中の触媒，絞り方の強さによる。

プラスランギプスには切断肢断端の形成，圧迫固定に適した伸縮性ギプス包帯プラスランギプスEも販売されている。

近年，キャストは水硬性キャスト，熱可塑性キャストが汎用されるが，石膏ギプスはなお装具採型に不可欠である

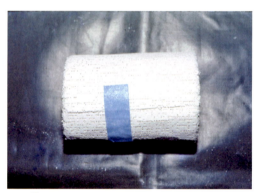

写真❿　石膏ギプス（プラスランギプス）
赤3裂 10cm 幅

1-4　under wrapping, cushion, felt　下巻き，クッション，フェルト

　従来のキャスティングでは石膏キャストのみならず水硬性キャストでも下巻として綿包帯（**写真⑪**）が慣用されている。しかし，筆者は，キャスティング全例に綿包帯を用いず，綿100％の伸縮性チューブ包帯（ストッキネット）のみを用いる無褥キャスティングで対応している（**写真⑫ab**）。チューブ包帯には種々の幅の規格があり，局所によくフィットし，キャストも局所によりフィットでき確実な固定性が得られる。キャスティング直後にキャストをカットして外す。着脱可能とし，下巻のチューブ包帯をキャストから引き剥がし，新しいチューブ包帯を装着する。キャストに着脱可能なブレースの機能を具備させることができるのである。水硬性キャストは耐水性に優れているからキャストのままシャワー，入浴可であり，その都度キャストを着脱し，水を切ってからドライヤーで乾燥させればよい。その際，チューブ包帯を入れ替える。毎日入れ替えられればQOLは高くなる。

　本書の最大の特徴は無褥キャスティングにある。キャストにブレースの機能を持たせるための手法である。その手法の手順は4，5章に述べる。読者皆様の心配されるギプスカット時の危険性については，カットする線に合わせて糊付きフェルトを敷くので患者を傷つけるような心配は全くない（**写真⑬**）。フェルトは糊付きの大きなシートもあるが，**写真⑭**のような3 mm × 15.2 cm × 2.2 mの巻物から適当な幅，長さを切り出しておくと便利である。

　無褥キャストでぴったり巻いても意外にゆとりができる。ゆとりが大きくなると固定性が低下するので，切り口を重ね合わせるか，カット面の幅を修正した方がよい。固定性にゆとりがあると当たりやすい個所が出てくる。おおよそその部位は決まっているので前もって糊付きスポンジあるいはフェルトを

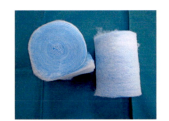

写真⑪　ギプス用綿包帯（オルテックス青3裂10 cm）

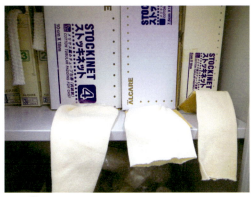

写真⑫ a

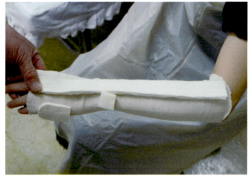

写真⑬　カットする線に合わせて糊付きフェルトを貼る

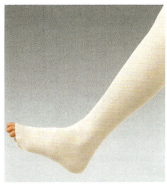 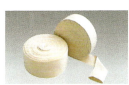

写真⑫ b　チューブ包帯（ストッキネット）

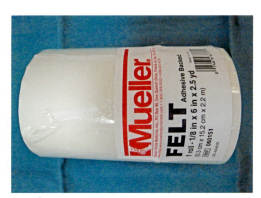

写真⑭ フェルト（3 mm × 15.2 cm × 2.2 m）

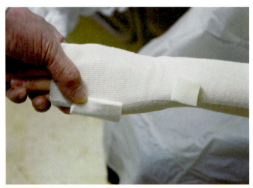

写真⑮ あらかじめフェルトあるいはスポンジを貼り付けてキャストに巻き込む

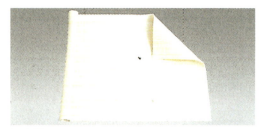

写真⑯ a

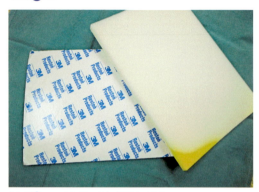

写真⑯ b　スポンジ（3M レストン 1 cm × 30 cm × 20 cm）

適当な大きさにしてギプスの中に巻き込めばよい（**写真⑮**）。ラテックススポンジクッション（5 mm × 60 cm × 90 cm），あるいは糊付きスポンジ（1 cm × 30 cm × 20 cm）のようなシートが市販されており，切り出して用いるとよい（**写真⑯ ab**）。

キャスティングに綿包帯を用いる例外については次章で述べる。

1-5　Velcro（magic belt），riviet　カシメほか器材

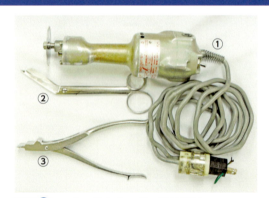

写真⑰ a　キャストカッターほか器材

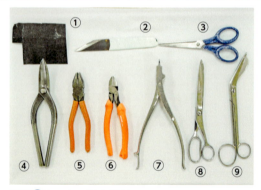

写真⑰ b　キャスト器材

まず，キャストカット，固定に用いる道具を示す。
（1）キャストカット（**写真⑰ a**）：①ボロンカッターブレード付きカッター（水硬性キャストカット用のホウ素加工のブレード付き），②綿包帯ハサミ，③スプレッダー。
（2）キャスト器材（**写真⑰ b**）：①ポンチ用硬質ゴム板，②小刀，③中型ハサミ（水硬性ギプスを切ると樹脂がついてすぐ切れなくなる），④金切ハサミ，⑤ペンチ，⑥ニッパー，⑦スプレッダー，⑧長バサミ，⑨綿包帯ハサミ。
（3）キャストカッターほか器材（**写真⑰ c**）：①ポ

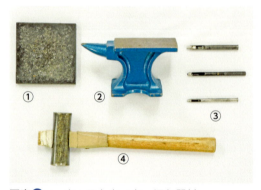

写真⑰ c　キャストカッターほか器材

ンチ用硬質ゴム板，②アンビル（金床，レール床何れでもよい），③ポンチ（孔開け器，大，中，小，

通常小だけで足りる。ホールパンチはお薦めしない），④ハンマー。

（4）カシメ（**写真⓱** d）：カシメ，オス，メス組，足長5 mmでよい。カシメ叩き棒は必ずしも必要としない。ハンマーで直接たたく。

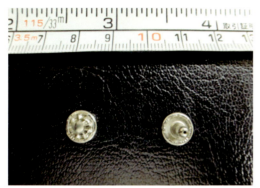

写真⓱ d　カシメ（オス，メス）

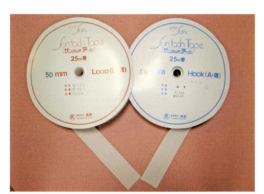

写真⓲　ベルクロ（メス，オス）

キャストをカットしてキャストを開閉，着脱可能とする。キャストをしっかり保持するために用いるのがベルクロ（マジックベルト）である。ベルクロにはオス，メスとも25 mm幅と50 mm幅が市販されている。オス5 cm長に両面粘着テープ（**写真⓳**）を貼ってギプス外壁に固定する。キャスト外壁はカーブしており，粘着テープ付きオスに割を入れるとフィットさせやすい（**写真⓴**）。メスを1周して固定する。固定用メスを短くするにはメスの断端を折り曲げギプス外壁と一緒にポンチで孔を開け，カシメで固定するとしっかりする。

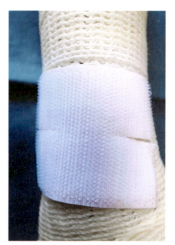

写真⓴　粘着テープ付きオスに割を入れると貼り付きやすい

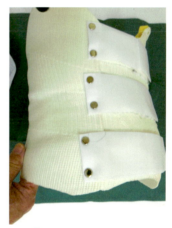

写真㉑　体幹キャスト　ベルクロメスをカシメ固定

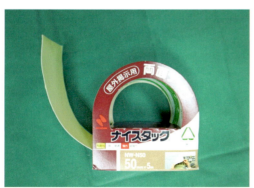

写真⓳　両面粘着テープ（5 cm×5 m）

第2章

プラスティックキャストの選択

2-1 石膏ギプスからプラスティックキャストへ 何がどう変わったのか

　従来の石膏ギプスに代わって30年前から導入されたプラスティックキャストには水硬性と熱可塑性の2種類がある。水硬性キャストは大きな範囲の固定の概念を革新した。熱可塑性キャストは石膏ギプスで対応できなかった小範囲の固定を可能とした。その要因は2種の素材の性質による。

　水硬性キャストの特性は軽量，強剛，耐水性，X線透過性に優れていることであり，石膏ギプスの性状をはるかに凌駕した。その結果，キャストにブレースの機能を持たせることが可能となった。すなわち，自身でのキャストの着脱が容易になり日常生活のQOLは向上した。キャストを外して自動運動を可能にすることでリハビリ期間を大幅に短縮できた。下肢にあっては早期荷重が可能になった。

　一方，この素材の欠点は，取り扱いにキャスティンググローブをはめなければならないことであ

る。現時点ではやむを得なかろう。

　運動器障害のある患者が求めているのは日常生活の不自由さの解消である。外傷・障害でハンディキャップを負った患者に，さらにキャストのマイナスを加えないことが治療の基本である。序章で述べたように，関節は動くところである。固定は関節の機能を失わせることになる。すなわち，関節は固定してはいけないという大原則があり，キャスティングと裏腹の関係にある。古来言われてきた骨折箇所の上下2関節固定はともかく回避したい。2関節固定が不可避の症例には手術療法の選択を検討するべきであろう。筆者は，長上肢キャストにあっては，肘は固定，手関節は制動を，長下肢キャストにあっては，膝固定，足関節制動で早期荷重を原則としている。肩関節，股関節にキャスティングの適応は通常ない。

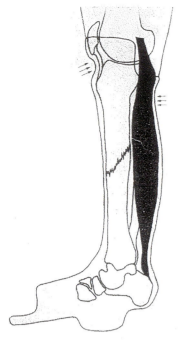

図❶ Sarmiento PTB キャスト原図
（JBIS 49-A 1967 より転載）

2-1-1 キャストの免荷効果

さて，水硬性キャストでなぜ全荷重が早期に可能かについて考察したい。筆者は，石膏キャストの時代に PTB キャストの臨床を重ねることができた。PTB キャストについては "A Functional Below-The-Knee Cast for Tibial Fracture" として Sarmiento（1967）が報告した。Pattelar Tendon Weight Bearing の頭文字をとって PTB キャストとなったのは後の論文である。PTB キャストの特徴は荷重歩行が可能なことであり，このことで四肢の機能を活性化し，骨折整復位を良好に保ち，骨癒合を促進することにある。Sarmiento の PTB キャスト理論を図示する（図❶）。骨折治療機転の "hydrauric container Theory" についてここでは詳述しない。

ところで，Svend-Hansen らは PTB キャストの骨折部懸垂効果（fracture-suspending effect）について実験を行った。キャストの足底に圧センサー（load cell casing）を設置し，体重 50, 65, 80, 100 kg の対象にストッキネットを下巻として各々膝下，PTB，膝上キャストを施行し，測定した。その結果，キャストの種類によらず伝わる力（force transmitted）は体重の 10 ～ 20 ％でほとんど同じ成績であったことを報告した。すなわちキャストの範囲，体重による差はないことになる。他方，Tanaka らは荷重時の PTB キャストの効果について動的足底圧の解析を行った。その結果，通常の PTB キャストでは体重の 30 ％しか免荷しない。非荷重には膝蓋腱より下腿のキャストの役割の方が重要である。さらに，PTB キャストの内側と足底の間の間隙が 1，2，3 cm 開くとそれぞれ 60, 80, 98 ％免荷できると述べている。

2-1-2 キャスティング

まとめると，免荷には下肢のキャストの下巻はチューブ包帯を用い下腿をしっかりキャスティングする。免荷は固定の範囲によらない。膝の機能を保全してよい。キャスト内，足底との間に間隙を作ると免荷の効果が大きくなる。いずれも石膏キャストである。

どうやら下肢キャストではあまり免荷せず荷重歩行していることになる。さらに水硬性プラスティックキャストにあっては，長下肢，短下肢キャストいずれでも，キャストの強剛性，強耐振性と無褥の適合性が重なって効率よく減免に作用し荷重可能となる。筆者の個人的な見解として，下肢キャストでは足関節は制動し，前足部を固定しないことで四肢の活動性は高まり，荷重について免荷は必要ないと考える。

頻度の多い足関節捻挫のキャスティングでは，短下肢キャストによる免荷と受傷機転方向への制動が重なって荷重しやすくなると考える。

キャスティングはすべて無褥である。下肢で全荷重不可であれば PTB ブレースを選択する。

固定法には，スプリント，キャ

スト，ブレースがある。スプリントは，超短期間〜短期間（主として救急），キャストは短〜中期間，ブレースは中〜長期間に適応される。キャストにブレースの機能を持たせると長期間の使用が可能となる。

この章では水硬性キャストの使われ方の実際を供覧する。キャスト作製の詳細は第3〜6章に詳述する。熱可塑性キャストについては2-3節を参照されたい。

2-2 水硬性プラスチックキャスト

2-2-1　long arm cast（長上肢キャスト，上腕キャスト）

長上肢キャストには素材として水硬性キャストであるキャストライト（成人では10 cm，小児では7.5 cm幅）を用いる。2巻あれば足りる。シーネは伸側に当てる。キャストの巻き方は通常2層で3層を越えない。

キャスト装着状態，下巻は下着でもチューブ包帯でもよい（**写真❶❷**）。キャストの固定保持は5 cm幅のベルクロ4本を用いる（**写真❸**）。小児なら3本でよい。2.5 cm幅を適宜使う。

キャストを外すときは，キャストの上腕部分を開いて（**写真❹**）上腕を抜き（**写真❺**），次いで前腕のキャストを外す（**写真❻**）。キャストの前面は薄く，可塑性が大きいから開閉は至って容易にできる。着脱に介助があれば有難いが，1人でもうまくできるようになる。

装着するときは上腕のキャストを開き（**写真❼**），まず肘をフィットさせてから前腕を入れる（**写真❽**）。

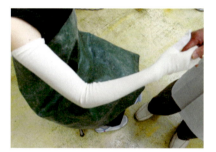
写真❶　長上肢キャストの下巻はチューブ包帯を使用する

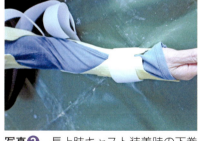
写真❷　長上肢キャスト装着時の下巻は下着であってもよい

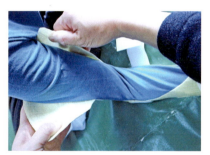
写真❹　キャストを外す時は上腕のキャストを開き

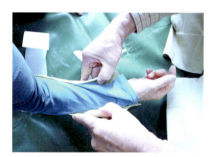
写真❻　次いで，キャスト下部を開き，前腕を抜く

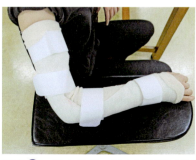
写真❸　長上肢キャストはベルクロ4本で保持する

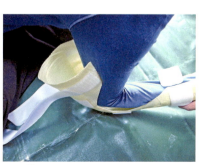
写真❺　上腕を抜く

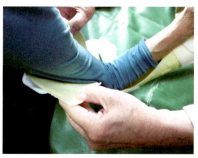
写真❼　装着時には上腕のキャストを開き，肘をフィットさせる

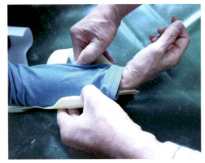

写真❽　次いで前腕を入れる

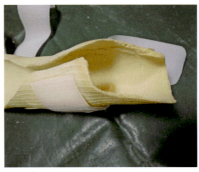

写真⓫　手首尺側下垂の受けと橈側の開放

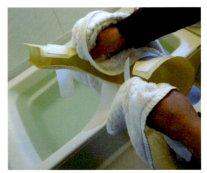

写真⓭　上がったらキャストを外してキャストの湯を払う。タオルで水気を取り

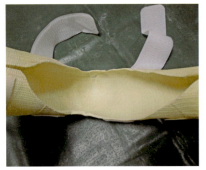

写真❾　肘関節正面は大きく開窓する

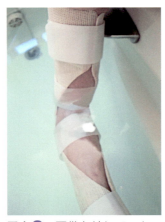

写真⓬　下巻を外して，キャスト装着のまま入浴できる

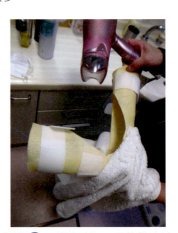

写真⓮　ドライヤーで乾燥させてから下巻とキャストを装着する

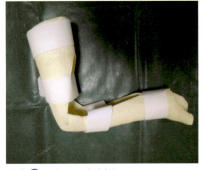

写真❿　キャスト側面

キャスト正面，肘関節前面は大きく開窓する（写真❾）。キャスト側面，肘屈曲の角度はキャスティングするとき，症例により決める（写真❿）。前腕回内，回外，中間位何れかも症例次第である。

キャストを装着していると，手首が手関節で下垂してしまう。手の尺側のシーネを伸ばして受皿を作っておく（写真⓫），手関節以下は支障なければなるべく橈側を開放し，手指の機能を温存する。

介助があればキャストのまま入浴も可である（写真⓬⓭⓮）。

2-2-2　short arm cast（短上肢キャスト，前腕キャスト）

筆者は短上肢キャストには，キャストの素材として弾力性ポリエステルからなるキャストフレックス（No. 2．5 cm幅1巻）を愛用している。この素材は水硬性キャストの中でも弾力性，可塑性があり，モデリングしやすさがある。シーネは用いない。

キャストの装着状態，下巻はストッキネットがよい（写真⓯）。毎日付け替えることができる。

キャストの保持にはベルクロ5 cm幅で2か所留める（写真⓰）。末端は狭いベルクロか輪ゴムで留めておくと広がらない（写真⓱）。

キャストは背側正中で開閉する（写真⓲）。素材の可塑性により開閉着脱可能である。開閉の介助を受けられればなお有難い。正中の開閉に抵抗がある症例には手関節背側を大きく開窓する（写真⓳）。開窓する症例の方が多い。

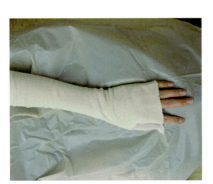

写真⓯　短上肢キャストの下巻はチューブ包帯がよい

2-2 水硬性プラスティックキャスト

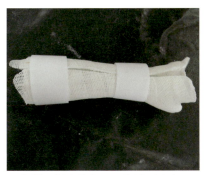

写真⑯ 短上肢キャストはベルクロ2本で保持できる

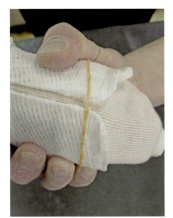

写真⑰a キャストの末端は開きやすいので輪ゴムか

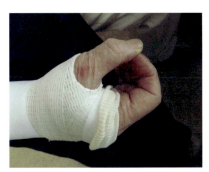

写真⑰b 細いベルクロで留める

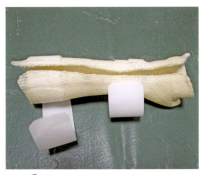

写真⑱ キャストは背側正中で開閉する。キャストが厚いと開きにくい

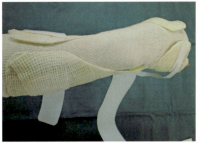

写真⑲a （背面）

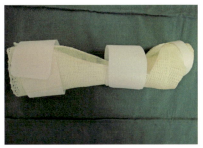

写真⑲b （側面）正中開閉に抵抗あれば，手関節背側を大きく開窓する。自身でも着脱しやすくなる

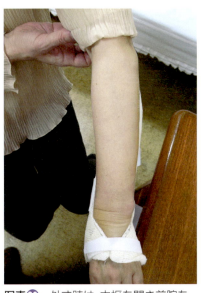

写真⑳ 外す時は，中枢を開き前腕を出し次いで末梢のキャストをできるだけ広く開く

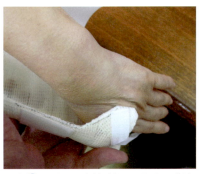

写真㉑ 手は尺側を外してから母指を真上に抜く。肘の方向ではない

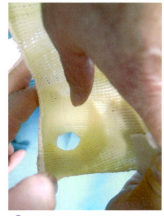

写真㉒a 装着時は，キャスト左右に大きく開き母指を真下に向けまずキャストの母指の孔に差し込み，

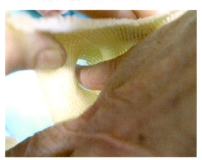

写真㉒b

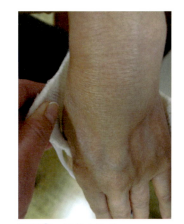

写真㉓ 手首を入れ

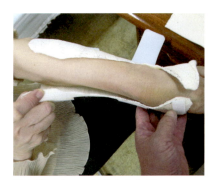

写真㉔ 次いで前腕を入れる

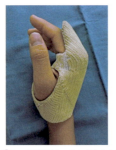

写真㉕ 背側は MCP 軽度屈曲, PIP まででよい。橈側, 母指の固定が必要ない症例では, 基部をなるべく開放する

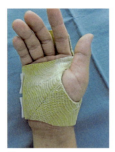

写真㉖ 中手骨骨折, 掌側, MCP でしっかり屈曲できるようにキャストを切り込んでおく

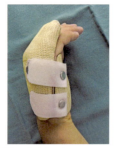

写真㉗ 尺側, カシメでベルクロを固定し, 開閉を容易にする

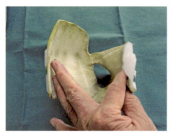

写真㉘ 開放, 内面。下巻にチューブ包帯か, 先を切った白手袋を毎日洗濯交換する

キャストを外すときは, 中枢から開き前腕を出し（写真⓴）, 次いで末梢を開き, 尺側から外し, 最後に母指を抜き出す（写真㉑）。キャストを装着するときは, キャストを左右に開き, まず母指をキャストの母指の孔に差し込み（写真㉒）, 次いで手関節, 前腕の順に入れると装着しやすい（写真㉓㉔）。

one point advice

受傷後1週は浴槽に入れない。シャワーは可。その後は下巻を外してキャスト装着のまま入浴する。前述の長上肢キャストと同じである。安定性が出てきたらキャストを外して入浴し, 自動運動を開始する。

2-2-3　knuckle cast（こぶし型キャスト）

こぶし型キャストにはキャストライト No. 3（7.5 cm 幅）1巻を用いる。シーネを掌側, 背側に当てる。背側は MCP 軽度屈曲, PIP 高位まであればよい（写真㉕）。掌側は, MCP でしっかり屈曲できるようにキャストを切り込んでおく（写真㉖）。キャストの開閉は尺側で行う。キャストの保持はベルクロをカシメで留める（写真㉗）。

手は汚れやすいところである。適時着脱し洗うことができる。キャストもたわしで洗い, ドライヤーで乾燥させる（写真㉘）。母指の固定を要する症例については第4章に詳述する。

one point advice

手は非常に汚れやすい, 清潔に保つよう留意する。

2-2-4　long leg cast（長下肢キャスト）

長下肢キャストには素材としてキャストライトを用いる。キャストの幅は体格に応じて選択する。通常, 下肢前, 後面にシーネをあてがってキャスティングする。

前足部は固定しない。足関節は制動である。筆者の行うキャストはすべて無褥で, PTB キャストと共通する。無褥キャストであるから患肢によく適合し効率よく免荷できる。キャストの強剛性と相まって早期荷重が可能となる。荷重は部分荷重から始め全荷重に移行すればよい。当初から全荷重を強要することはない。症例次第である。

キャストの装着状態, 下巻はタイツでもストッキネットでもよい（写真㉙abc）。

キャストの保持は5cm幅のベ

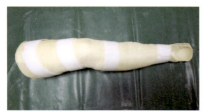

写真㉙ a　前面
長下肢キャスト, 下巻はタイツでもストッキネットでもよい

写真㉙ b　後面

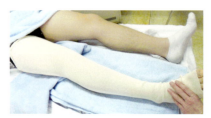

写真㉙ c

2-2 水硬性プラスティックキャスト

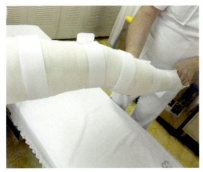
写真㉚ 長下肢キャストをベルクロ4〜5本で締める

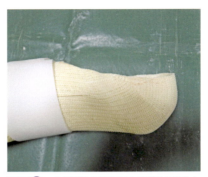
写真㉝ 足関節の背屈を可能にすると使い勝手がよい（側面）

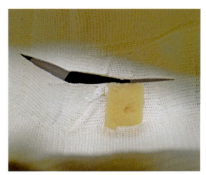
写真㊱ 腓骨頭にスポンジを当てる（キャスト内面）

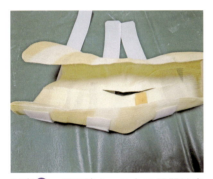
写真㉛ 長下肢キャストの開閉は内側，外側いずれかで行う

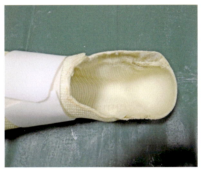
写真㉞ 踵はキャストでしっかり覆われ，背屈以外の可動域を制動する（正面面）

ベルクロのオス5cmを両面テープでキャスト外壁に固定し，メスを1周して固定する。通常シーネは下肢前，後面全長に置く。
キャストの開閉は内側，外側いずれかで行う（写真㉛）。一方は大きく開閉し，反対側には割を入れ，素材の可塑性を利用してヒンジとして使うと着脱しやすい（写真㉜）。
原則として足関節の背屈を可能とし，前足部をフリーにすると使い勝手が良くなる（写真㉝）。足関節の底屈，内外転，内外反は制動する。踵はシーネで覆う（写真㉞）。キャスト素材の特性として耐衝撃性，強剛性があり荷重でき，靴を履くこともできる（写真㉟）。
腓骨頭の部分にはクッションを巻き込んで腓骨神経マヒを回避する（写真㊱）。

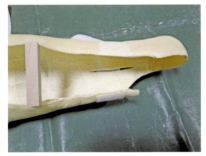
写真㉜ 開閉の反対側には割を入れて開閉時にヒンジとして働く。切り離さなくともよい

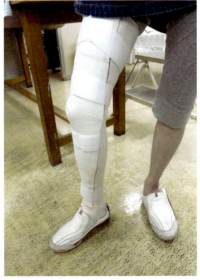
写真㉟ キャストのまま通常の靴を履く。

ルクロ4〜5本で締める（写真㉚）。

one point advice
下肢キャストも上肢キャストと同じく下巻を外してキャストだけで入浴，シャワー可である。入浴後も上肢キャストと同様に扱う。

2-2-5 short leg cast（短下肢キャスト，膝下キャスト）

短下肢キャストには素材としてキャストライト（7.5cmあるいは10cm幅）を用いる。短下肢キャストでは原則として，足関節を固定し，前足部は固定しない。頻度の多い足関節捻挫のキャスティン

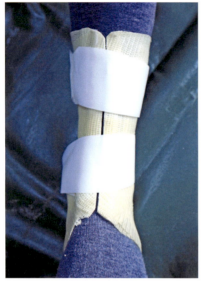

写真㊲ キャストの装着は,タイツ,靴下,ストッキネット何れでもよい

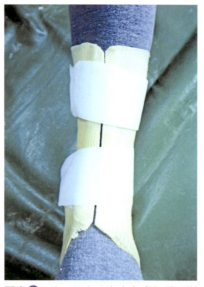

写真㊶ キャストの左右を合わせて脚をキャストになじませる

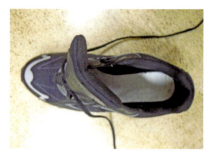

写真㊹ 紐靴は,全部紐を外すと前が大きく開き履きやすくなる

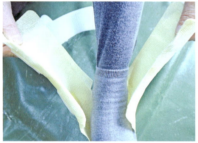

写真㊳ キャストを外すときはキャストを左右に十分に開き足を前方に抜き出す上ではない

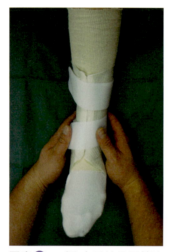

写真㊷ ベルクロは2回締めなおすと前後の隙間がなくなる

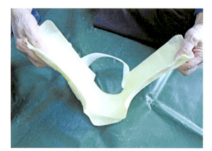

写真㊴ キャストを着けるときは,先ずキャストを十分に開く。可塑性あり壊れない

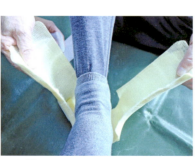

写真㊵ キャストを後方からあてがい,足を立てて踵から落とし込む

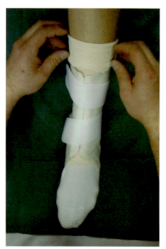

写真㊸ チューブ包帯を折り返して上端が当たらないようにする

グには通常1巻のキャストでよい。下腿骨骨折では必要に応じて膝下からのキャスティングとする。下腿から前足部まで固定するとヒールをつけても歩行しにくく,キャストの着脱が困難となる。下腿から足先までの固定を必要とする症例はアキレス腱断裂直後に対する歩行キャスト以外は稀である。足関節の固定と足の固定の適応を分けて考えている。

シーネは足底から下腿にかけてU字型にあてがう。無褥キャストの特性とキャストの強剛性により,免荷と受傷機転方向への制動が得られ,キャスティング直後から荷重歩行可能となる。キャストを着けて常用のスニーカーを履くことができる。

短下肢キャストの装着状態,下巻は綿のハイソックスを使うと便利である。ストッキネットでもよい(写真㊲)。キャストの上から薄手の靴下を履くと靴の脱ぎ履きがスムースになる。夏場はソックス前半分を切り取るとしのぎやすい。

短下肢キャストの保持は,5 cm幅のベルクロ2本で固定する。下のベルクロは2.5 cm幅の方がカーブに合う場合もある。

キャストの開閉は前後の正中で全長にわたり切り離す。着脱は左右のキャストを大きく開いて行

う．素材の可塑性があり，壊れない（写真㊳㊴）．装着はキャストを十分に開き，後ろからあてがい，足先を持ち上げ，踵から落とし込むように履くとスムースに履ける（写真㊵）．キャストの左右を合わせて脚をキャストになじませる（写真㊶）．ベルクロは2回締めなおすとピッタリする（写真㊷）．チューブ包帯あるいは靴下を折り返して上端が当たらないようにする（写真㊸）．足関節を制動するため，まっすぐ歩くとキャストの上下端が当たるのはやむを得ない．最外層のキャストを薄くするとか，角をカットして対処する．患肢の歩行は外旋位の方が歩きやすい．靴を履く前に，靴ひもを全部外すと前が大きく開き履きやすくなる（写真㊹）．靴を履く時に，足先をなるべく奥まで入れると履きやすい（写真㊺）．キャストの上に短い靴下を履くとなお履きやすくなる．

筆者は，足関節捻挫には全例テロスによるストレス撮影を行い，左右比較する．1度捻挫にはRICEと外側楔6°の足底板を適応させる．2度，3度捻挫には軽度背屈，外反位でキャスティングを2〜3週行い，6°の足底板に移行する．当初より全荷重可である．超音波検査をできればなおよい

one point advice
キャストのまま通常の靴を履く．

2-2-6 shoe type cast（靴型キャスト）

靴型キャストには素材としてキャストライトを用いる．通常No. 3（7.5 cm）1巻でよい．シーネは足底に当てる．靴の中の靴である．内側，外側の縦アーチと横アーチを確実にサポートすることにより荷重が全足底に均等に分散されるため早期荷重が可能となる．キャストの背側は狭めにして正中で開く．筆者は4か所穿孔し，紐を通して縛ることにしている

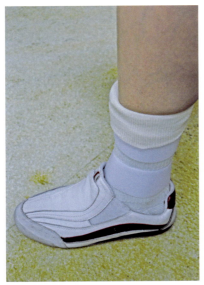

写真㊺ 靴を履くときにはなるべく足先を奥に入れると履きやすい

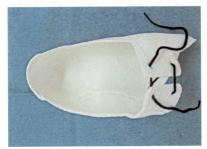

写真㊻ 靴型キャストの出来上がり（正面）

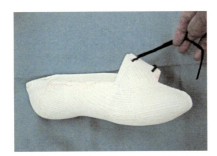

写真㊼ 靴の中の靴である．紐で結ぶ（側面）

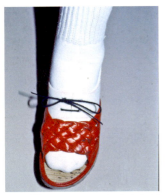

写真㊽ 綿の靴下を履く方がよい．サンダルで安定する（正面）

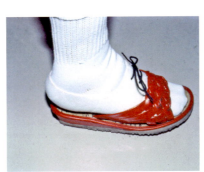

写真㊾ 同側面

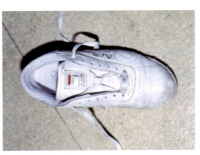

写真㊿ 紐靴は解いてから真ん中でクロスして最後の孔を通す

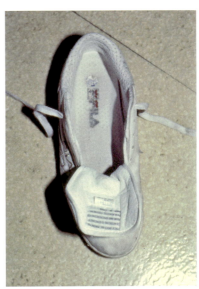

写真㉑ 前の覆いを反転すると大きく開く

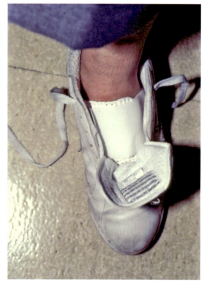

写真52 足先を靴の奥まで入れて紐を結ぶ

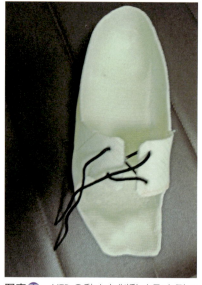

写真55 MTPの動きを制動する症例では趾先までキャスト固定する

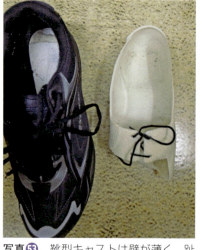

写真53 靴型キャストは壁が薄く，趾先がないので，スニーカーなら楽に履ける

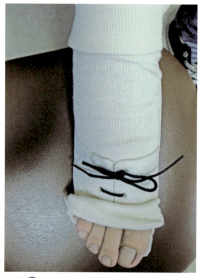

写真56 同装着状態

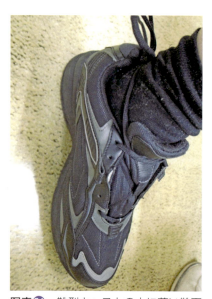

写真54 靴型キャストの上に薄い靴下を履くと靴を履きやすい

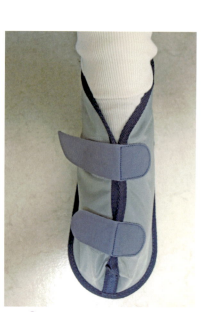

写真57 スニーカーは履きづらいキャストシューを使用する

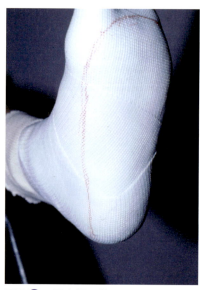

写真58 足底板は靴型キャストから切り出す（内側）

（写真46 47）。靴下を履いてキャストを装着する。サンダルで安定する（写真48 49）。キャストのまま革靴を履くことは無理でも，スニーカーなら履ける（写真50〜53）。キャストの上に薄い靴下を履かせると靴の脱ぎ履きがしやすくなる（写真54）。

足底はMTPの動きで当たらないように前足底端が跳ね上らず地面に水平に保つ。靴の中で患趾が当たるようならキャストを少し広げてプロテクトする。MTPの動きを制動するときは趾先まで足底を伸ばすことになる。この場合はキャストシュー着用となる（写真55〜57）。足背をカバーするキャストが当たったり，開閉が硬すぎるときにはベルクロ，カシメで対応する。

one point advice

ハイヒールは論外。皮靴より安価のスニーカーをおすすめする

2-2-7 foot in sole（足底板）

前項の靴型キャストより作製す

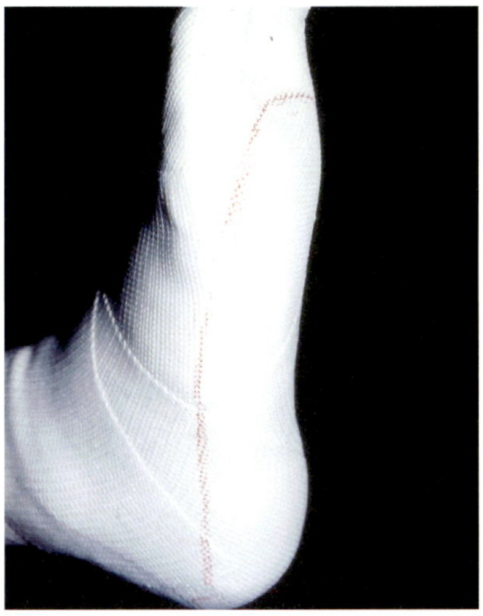

写真(59)　同上（外側）

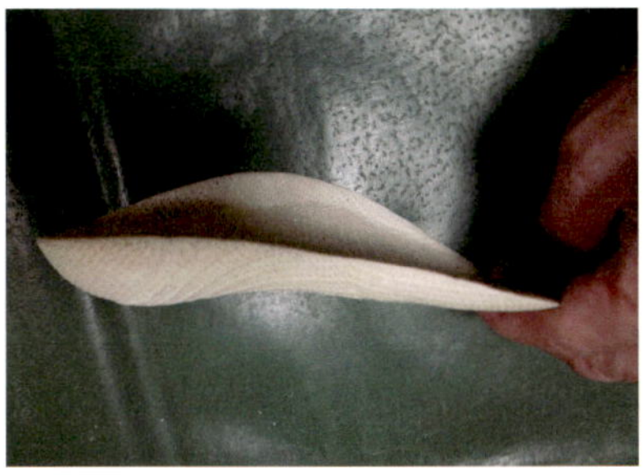

写真(60)　足底板，内，外，横のアーチを保つ。尖端は地面に平行

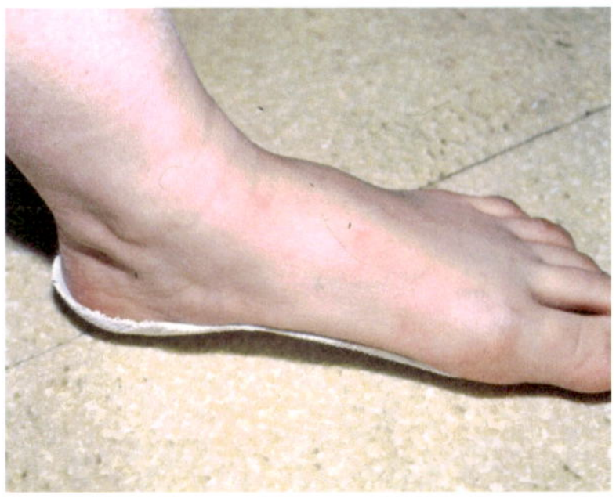

写真(61)　装着状態

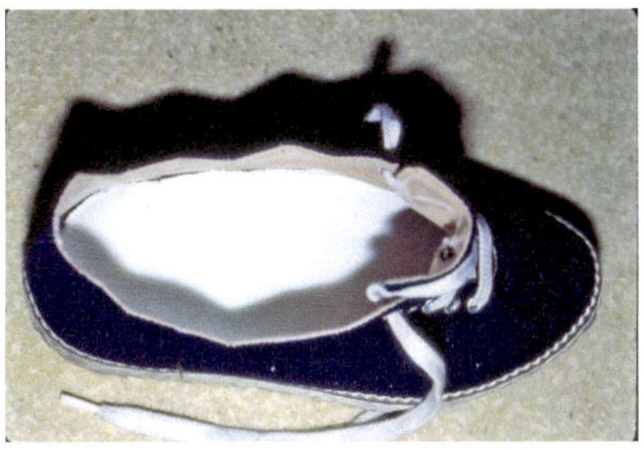

写真(62)　靴の中に設置，適合良好。

る（**写真(58)(59)**）。屋内では装着せずにすみ，屋外のサポートを要する症例に用いる。通常，靴型キャストの延長線上に適応させる（**写真(60)～(62)**）。

one point advice

装具の足底板より簡易に作れる。

2-3　熱可塑性プラスティックキャスト

熱可塑性キャスト適応の特徴は，従来の石膏ギプスでは不可能であった小範囲の固定にある。すなわち主として手指～手，足指～前足部の固定に有用である。固定と同時に局所の保護が期待できる。70℃の温水で軟化する性質を利用する。可塑性があり，耐水性で，X 線透過性がよいという従来の素材にない特性がある。水硬性キャストとは異なり，キャストの下巻を必要とせず，キャスティンググローブをはめないで取り扱うことができる。作製については第 4 章に詳述する。

2-3-1　finger～hand cast（手指～手キャスト）

手指～手キャストには素材として熱可塑性キャストであるプライトンを用いる。外傷，障害によりキャストの作り方は千差万別である。すでに 30 年前，筆者は従来不可能であった母指球を含めた母指の対立位固定を始め，他の指固定のオリジナルを公開した[文献4]。

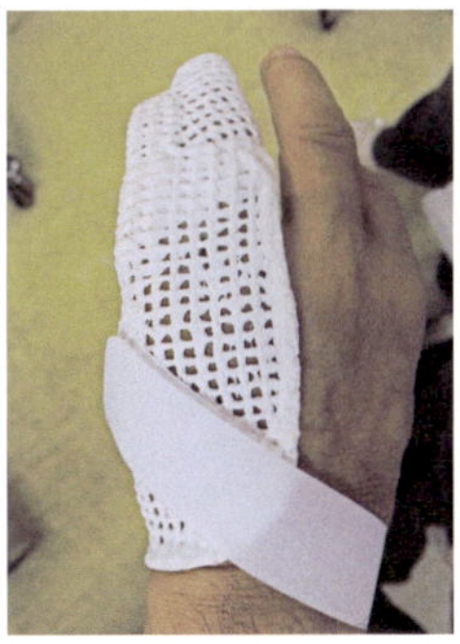

写真(63) a

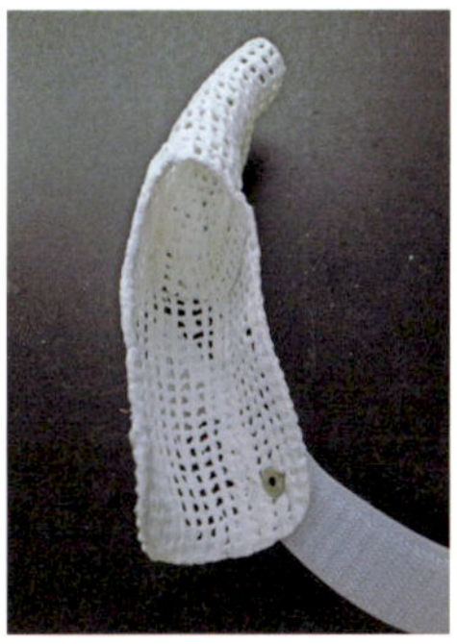

写真(63) b

左第 5 指基節骨骨折，第 4 指をシーネとしてプライトン固定する

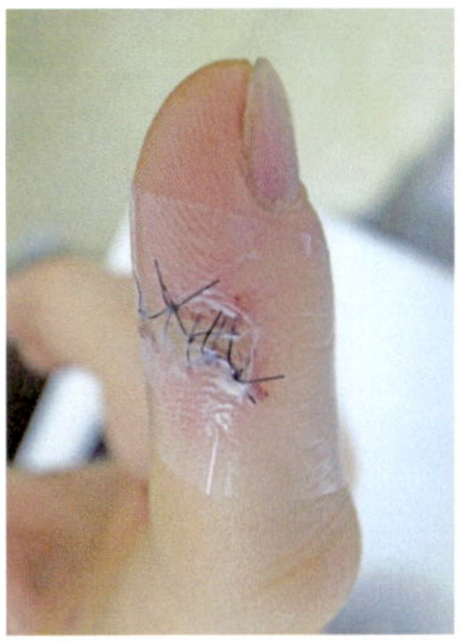

写真(64) a

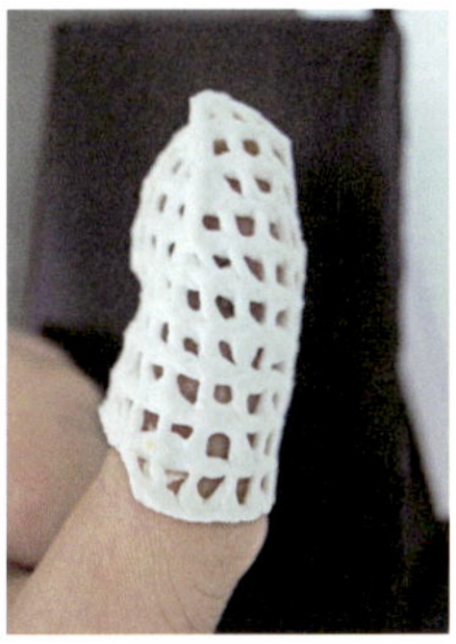

写真(64) b

右示指切創，利き手，防水，固定し，水仕事を休まず継続できる

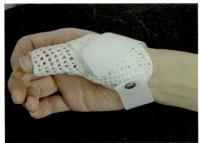

写真❻❺ a　**写真❻❺ b**
母指捻挫の頻度が多い。ピンチができて，濡らせるメリットは大きい

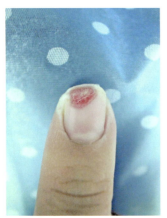
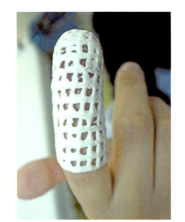

写真❻❻ a　**写真❻❻ b**
指尖の外傷は多い。プライトンキャップは保護になり，作業を支障なく継続できる

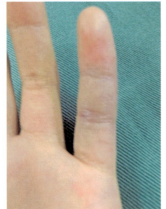
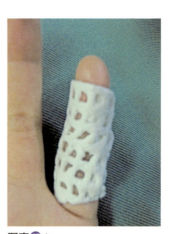

写真❻❼ a　**写真❻❼ b**
幼少児の指捻挫，挫傷にも対応できる

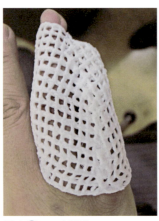
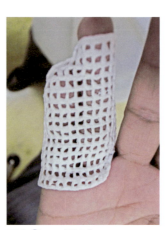

写真❻❽ a（背側）　**写真❻❽ b**（掌側）
中節骨骨折では隣をシーネとして指固定ですむ

その後，応用を広めている。キャストの保持，着脱にはベルクロを多用する。ベルクロを固定するカシメの取り扱いにはすぐ慣れる。熟練を要さない。固定部位が太かったり，細かったりする個所ではキャストに適宜割を入れて対応する。プライトンの耐水性を利用して炊事，入浴などで水を使えるのは有難い（**写真❻❸ ab ～ ❻❽ ab**）。

> **one point advice**
>
> プライトンは装着して入浴できる。上がったら水を切ってドライヤー（冷）で乾燥させる。安定したら入浴中は外す。

2-3-2 toe 〜 foot cast（趾〜足キャスト）

趾〜足キャストには素材として熱可塑性キャストであるプライトンを汎用する。指〜手の場合と同じく症例により作製の仕方は千差万別である。基節骨，中足骨頚部骨骨折がキャストの適応となる。局所の固定と保護に役立つ。作製に多少手間がかかる。キャスト装着のまま靴を履くことに案外問題はない（写真❻❾〜❼❹）。趾末節骨骨折ではキャスティングよりバディテーピングを適応する（写真❼❺）。

one point advice
母趾以外の末節骨骨折はバディテーピングで対応した方がよい

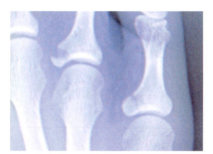

写真❻❾ 足指特に基節骨骨折，中足骨骨頭下骨折ではプライトンは有用である（背側）

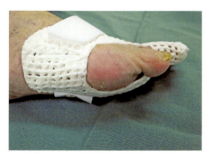

写真❼⓿ 同上

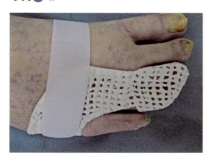

写真❼❶ a

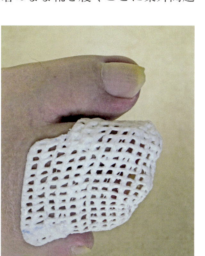

写真❼❶ b 第4趾基節骨骨折，第3趾をシーネとしてプライトンで固定

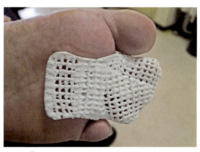

写真❼❷ a 第2〜4趾挫傷。プライトンで固定（足背）

写真❼❷ b 母趾以外足指の固定は纏めた方が固定しやすい（足底）

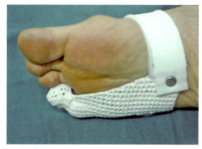

写真❼❸ a 4趾をシーネとしてプライトンで固定（足底）

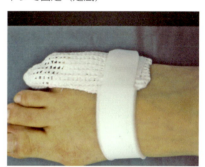

写真❼❸ b 第5趾基節骨骨折（足背）

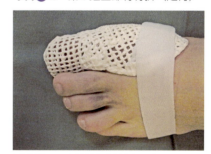

写真❼❹ 母趾基節骨骨折，プライトン・ベルクロで固定

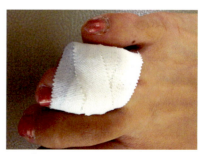

写真❼❺ バディテーピング

第3章

キャスト（ギプス）製作・管理の基本的手技

水硬性キャスト，熱可塑性キャスト，石膏キャストにより扱いが異なる．まず，病状と固定部位から素材の種類とキャストの幅を選択する．キャスティングに必要な素材と基本的道具については第1章に述べた．キャスティングには他に濡れたり，汚れたりしないようにゴム布，ビニール前掛け，ビニールエプロン，キャスティンググローブ，手台などを準備する．キャスティングに当たってはPTあるいはセラピストの支援があると円滑に進められる．

3-1 水硬性プラスティックキャスト

水硬性プラスティックキャスト（ロール）		
種類	種類	1函入数
2号	5.0 cm × 3.6 m	10巻
3号	7.5 cm × 3.6 m	10巻
4号	10.0 cm × 3.6 m	10巻
5号	12.5 cm × 3.6 m	10巻

水硬性プラスティックキャストにはガラス繊維で編んだ基布にポリウレタン樹脂を含浸させたタイプが多用されている（**写真❶**）．各社種々の規格がある（**表**）．弾力性ポリエステルキャスト（キャストフレックス）はプラスチック類でより高弾性・耐摩耗性に優れたポリエステルが基材の水硬性キャストである．同じく種々の幅の規格があるが，筆者はshort arm cast（below elbow）の固定にのみ2号5cm幅を汎用している．各論を参照いただきたい．

キャストライトはアルミパックの中で長期併存するとポリウレタン樹脂が沈下したり，自然硬化するのは避けられない．

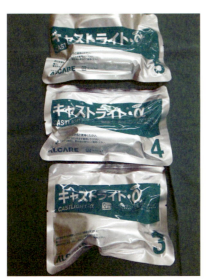

写真❶ a　アルミパック
水硬性プラスティックキャスト

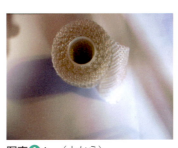

写真❶ b　（上から）

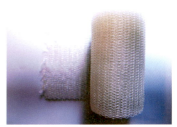

写真❶ c　（横から）

3-1-1 under wrapping, felt, cushion （下巻き・フェルト・クッション）

水硬性キャストのキャスティングには原則として綿100％の伸縮性チューブ包帯（ストッキネット）（**写真❷**）のみを用いる無褥キャスティングである。綿包帯を用いない（**写真❸**）。なぜ綿包帯を用いないかの理由は，①無褥の方が患肢によく適合する，②下肢の無褥キャストでは効率よく免荷できるので荷重しやすい，③綿包帯は水に濡らすことができない，④容易に下巻きを交換できないからである。例外として，①アキレス腱断裂の補装具仮合わせまでの2週間，その後完成までの2週間のギプス，②橈骨遠位端骨折の徒手整復後の整復位保持のため2週間巻くsugartongs type splintの下巻には綿包帯を用いる。詳細は各論で詳述する。

チューブ包帯は上肢，下肢に合わせてその幅を選ぶ。キャスティング範囲より上下各5cmはゆとりを持たせ，キャストを巻き終わったら端を折り返すとよい。辺縁が当たらなくなるだけでなく，ギプス辺縁の強化に役立つ。体幹固定の下巻には半幅の晒しを用いるとよい（**写真❹**）。

チューブ包帯の上に用意しておいた幅約2cm糊付きフェルトをギプスカットする部位に貼る（**写真❺❻**）。患者を傷付けないためである。

次いで，キャストが当たりやすいところにクッション（糊付きスポンジあるいはフェルト）を貼り付ける。手関節なら尺骨茎状突起，第5中手骨骨頭，膝関節腓骨頭，足関節内果に一致してチューブ包帯に小孔を開ける。5mm切っても2cm大の大きさに広がるから開け過ぎないように注意する。2cm大の糊付スポンジを裏返してテープで留める（**写真❼**）。体幹キャストでは前上胸部，腸骨稜，肋骨弓部に糊付きスポンジを広めに裏返しに当てるとよい。

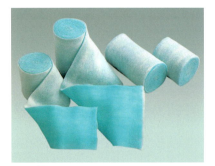

写真❷　チューブ包帯（ストッキネット）

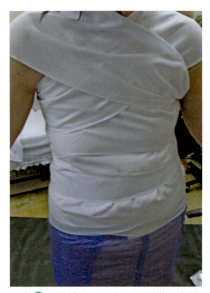

写真❸　綿包帯（2裂，3裂）

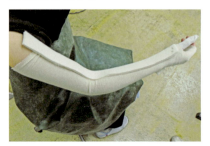

写真❹　体幹キャストには下巻に半幅の晒しが重宝する

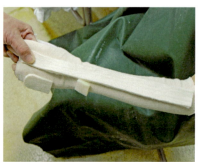

写真❻　短上肢キャスト用フェルト

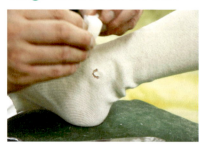

写真❺　長上肢キャスト用フェルト

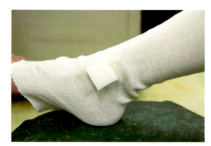

写真❼　キャストが当たるところに糊付きスポンジを裏返しに貼る

3-1-2 casting （ギプスの巻き方）

キャスティングにあたって患肢の肢位保持を助手にしっかり指示する。

水硬性キャストは常温の水でよ

3-1 水硬性プラスティックキャスト

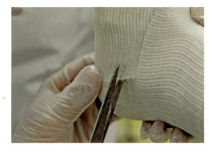

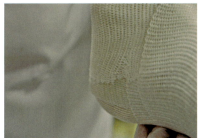

写真❽ キャストが浮くときにはハサミで割を入れ下の層と密着させる

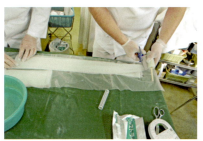

写真❾ a 長下肢キャストのシーネ作成

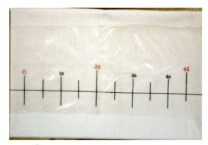

写真❾ b

い。キャストの取り扱いにはキャスティンググローブを使用する。キャスト全体に水が浸潤したら取り出し，軽く振る程度で水を切る。長く水に入れておく必要はない。硬化しやすいので，キャストを絞ったり，もんだりしない方がよい。シーネを使うとき，筆者はシーネを水につけないであてがい，その上からキャストを巻くことにしている。シーネが急速に固まりモデリングの妨げにならないためである。水硬性キャストは薄くても強度が得られるので，重ねて厚く巻く必要がない。反面，水硬性キャストは石膏キャストよりなじませにくい。層と層は密着するように配慮しなければならない。キャスティングの要領は古来の石膏ギプス巻と共通する。すなわち"rollen und streifen"「転がして撫でる」である。キャストが浮いてしまうときは，ハサミで割を入れ下の層と密着させる（**写真❽**）。通常1/2〜2/3層重ねて巻く。

長上肢キャストでは伸側にシーネをあてがい，長下肢キャストでは下肢前後面にシーネをあてがい，短下肢キャストではU字型に内外側にシーネをあてがうので，キャスト巻は2〜3層の重ね巻でよい。短上肢キャスト，躯幹キャストにはシーネを用いていない。シーネなしでもキャストの強度は十分であり，可塑性を重視したいためである。シーネの枚数は4枚を原則とする。長さは個別に合わせ巻く直前に作成すればよい（**写真❾ a**）。シーネを作るときの敷物は通常のビニールシートよりプラスティックメッシュフィルムを用いるとくっつきにくく繰り返し使うことができる（**写真❾ b**）。あえて出来合いのギプスシーネを使う必要はない。

3-1-3 cast cutting（ギプスの切り方）

水硬性キャストは巻いてから4〜5分で発熱する。患者には我慢しがたい熱さにならないことを伝えておく。熱が下がったらキャストは硬化する。この間10〜15分くらいが目安である。カットするラインをマークし，キャストカットを始める（**写真❿**）。カッターは横に引きずるように使わず，軽く押しつけるように使うと抵抗が抜けて切れている感覚がよく分かる。ギプスカットに用いる電動鋸（ギプスカッター）は騒音が高く，初めての人にとっては恐怖感が先立つ。ギプスカッターの刃は回転するのではなく左右の振動で切ること，貼り付けたフェルトの上を切るので患者を傷つけることがないことをよく言い聞かせておく。

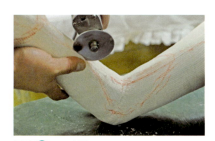

写真❿ a 上肢

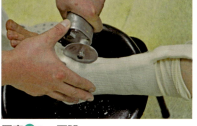

写真❿ b 下腿
キャストにつけたライン上をカッターで押しつけるように切る

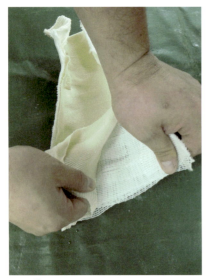

写真⓫ チューブ包帯を早めに剥がす

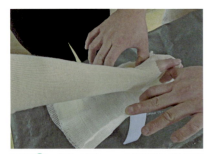

写真⓬ 新しいチューブ包帯に換えてキャストを装着する

　筆者は，全症例（限られた例外を除く）でキャストを巻いた直後にキャストをカットする。次いで下敷きのフェルトを引き出し，チューブ包帯を綿包帯ハサミで切離してキャストを外す。外したキャストからなるべく間をおかず下巻のチューブ包帯を剥がす（写真⓫）。次いで外したキャストを着脱できるように改修する。その間，局所が不安定であれば，自身安定した位置に保持させるか，家族などに保持を指示するか，牽引などの補助で凌ぐようにする。準備ができたら新しいチューブ包帯に換えてキャストを装着する（写真⓬）。

　キャスティングの直後にカットするわけは，外傷ではギプス内の循環障害を未然に防ぐため必要に応じてキャストを開大できるからであり，すべての症例でチューブ包帯を早くギプスから外すためである。時間が経つとチューブ包帯はギプスとしっかり癒着する。剥がすのに相当の力を要する。外しにくければペンチでチューブ包帯を巻きとるようにして剥がす。とにかくチューブ包帯をなるべく早目に剥がすのがコツである。キャストの角はあたると痛むのでカットしておく。

3-1-4　cast management（ギプスの管理）

　従来の石膏ギプスでは内側まで乾燥するには2日間かかり，その間ギプスを覆ったりせず，大きな力がかからないようにする。歩行ギプスでも荷重するまでに2日間を要する。濡らすとボロボロになり，軟化する。下肢キャストの場合は2本の松葉杖を使わなければならない。

　以上の弱点は水硬性キャストでは大きく改善された。耐衝撃性，耐水性の改善により下肢キャストの荷重できるまでの時間は30分にまで短縮した。リハビリには重要である。なぜか？下腿外傷のうち水硬性キャスティングをした上で荷重が不可能のケースは少ない。手術適応外の脛骨骨折，踵骨骨折ではPTBキャストあるいはPTBブレースで対応し，ともかく患肢全荷重が筆者の原則である。PTBキャスト以外に足底ヒールは用いない。できるだけ通常の靴を履かせる。全荷重できれば松葉杖は不要になる。少なくとも1本杖で片手は空く。小荷物を持つことができ，傘をさすことができる。日常生活の支障度は著しく改善できる。通学，通勤，営業が楽になる。

　いずれの外傷，術後にも患肢の腫脹は避けられない。腫脹によって起こる循環障害，神経障害に最も注意しなければならないことは周知のことである。患肢高挙は必須である。患部が心臓より高くなければならない。筆者は上肢のギプスに三角巾を用いない。なぜか？患部が心臓より下にあり，上肢の重さが常に頚にかかり辛くなりメリットはないからである。歩行中は患肢の手を反対側の肩に置き，患肢の肘を下から支える方がよい（写真⓭a）。三角布によるelevated slingでも患側手を肩に保てるが，使い勝手はあまりよくない。座位では机の上に肘を立てるとよい（写真⓭b）。前述の通

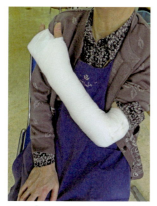

写真⑬a 患肢の手を反対側の肩に置く

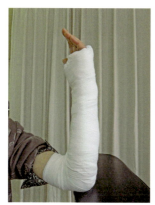

写真⑬b 机の上で立て肘にする

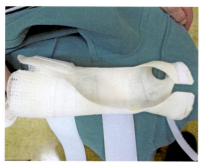

写真⑭ 手関節背側開窓

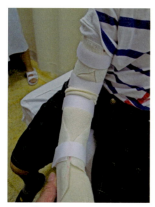

写真⑮ 肘関節開窓

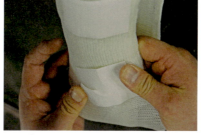

写真⑯ ベルクロのオスは両面テープでキャストに貼り、

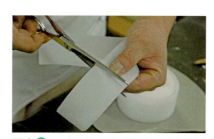

写真⑰ ベルクロのメスは1周する長さで切る

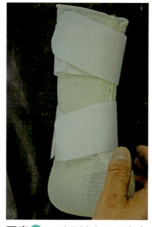

写真⑱ メスはキャストを1周させ固定する

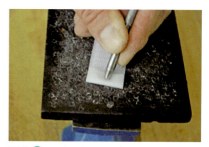

写真⑲ ベルクロはポンチで穿孔する

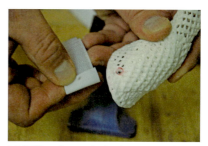

写真⑳ キャストとベルクロの孔を合わせ

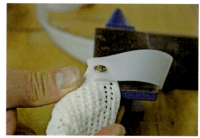

写真㉑ カシメを用いてベルクロをブライトンに固定する

り，キャスティングの直後着脱可能とする方法は患肢の腫脹を減少させるのに役立つ。患肢の手指，足指の自動運動を積極的にするよう指示することも患肢高挙とともに忘れてはならない。

ギプスの管理はキャストをいかに着脱しやすくするかが課題である。すなわち，キャストにブレース（装具）の機能を持たせることである。水硬性キャストは薄くても強度があり，可塑性があるので開閉しやすい。さらに，上肢のキャストでは手関節背側に，肘関節では屈側を大きく開窓する（**写真⑭⑮**）。固定性に影響はない。下肢の場合は，前後両面正中をカットするか，左右両側をカットすると着脱が容易となる。できれば着脱介助の仕方を家族に教えておくとよりスムーズになる。毎日チューブ包帯を交換でき清潔に保てる。外したチューブ包帯は洗濯後，縦に引き伸ばして干すのがコツである。

ギプスで固定位置の保持にはベルクロを組み合わせる。オス側は粘着性の両面テープでギプスに留める。メス側は1周する方が簡単である（**写真⑯⑰⑱**）。症例によっては，二重に折り曲げたメスの断端とキャストにポンチで孔を開け，カシメで固定するとしっかりする（**写真⑲⑳㉑**）。キャスト

を着脱できることで日中の自動運動訓練が可能となり，拘縮を防ぎ，リハビリ期間を著しく短縮できる。自動運動の進め方の指導こそ主治医の腕の見せ所である。よく話を聞くこと，よく経過観察することが必須となる。濡れたキャストは外してドライヤーで乾燥させる。汚れたキャストを洗うことはできるが，外傷の場合は一般に1週間は浴槽に入れない方がよい。局所の安定性が増してきたら，入浴中は外して運動訓練をする。

通常，キャストを除去すると関節痛，関節拘縮が出現し，下肢では浮腫，毛が濃くなるなどの障害が出現しやすい。筆者のキャスト管理法では固定期間中も随時着脱，自動運動訓練を徐々に進めるので，障害の出現は軽く，リハビリ期間を著しく短縮できる。

> **one point advice**
> 水硬性キャストは長期保存するとアルミパックの中で硬化しやすい

3-2　熱可塑性プラスティックキャスト

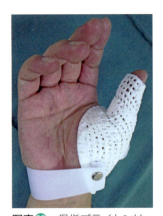

写真㉒　母指プライトンは，ベルクロで固定する。

この節では，筆者が主として手指，足指の固定に汎用している熱可塑性ポリエステル樹脂を綿基布に浸潤させた素材（プライトン）の使用方法について述べる。この素材を扱うのにキャスティンググローブを使う必要がなく，underwrap（下巻）が不要であるのは有難い。

固定部位によりいろいろ工夫するとそれなりの結果が得られる。ことに母指の固定には非常に有用である（**写真㉒**）。従来の固定方法では母指球があるため固定性を得にくい。プライトンの扱いのコツは温度管理である。少し下がると固くなり扱いにくい，少し上がると軟らかくなり過ぎて形を保てない。修理，修正がやりやすいのは素材の性質である。種々の固定法は以降の各章で詳述する。

第4章

upper limb cast（上肢キャスト）

4-1　long arm cast（長上肢キャスト，上腕キャスト）

4-1-1　long arm castの適応

肘上キャストの適応は，肘関節内の外傷が主となる。手術適応外の転位のないあるいは許容範囲の骨折，すなわち上腕骨顆上骨折，内顆・外顆骨折，上腕骨内側上顆骨端線部骨折，肘頭骨折，橈骨頭骨折，両前腕骨折，骨挫傷，肘内，外側副靭帯損傷，肘関節脱臼整復後などである。その他，場合によっては肘関節挫創，肘関節炎も含む。

小児の肘関節周辺骨折は診断が難しい。肘関節の多数ある骨化核の出現・閉鎖に年齢差が大きく，単純X線写真では軟骨部分が多いため骨折の転位の有無，程度を判じにくい。治療法の選択に迷うときは，手の外科専門医にX-Pを転送して指示を仰ぐことをお勧めする。

症例1：37歳　男性　右利き　右橈骨頭骨折

野球のプレイ中，転倒して右手を着き受傷した。右肘関節痛を強く訴えて来院した。右肘関節腫脹中等度，タオルを絞れない。橈骨

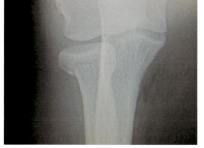

写真❶　X-P　右橈骨頭骨折，転位はほどんどない（正面）

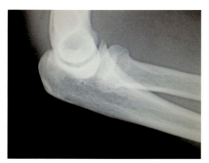

写真❷　同上（側面）

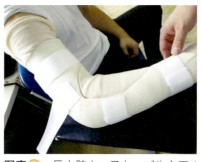

写真❸　長上肢キャスト，ベルクロ4本で固定

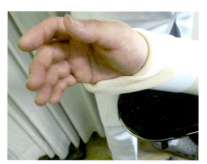

写真❹　手関節は開窓し，手が下垂しないように受けを作る

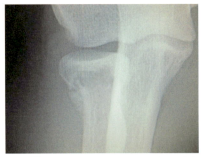

写真❺ 受傷後7週 X-P 骨形成と透亮像（正面）

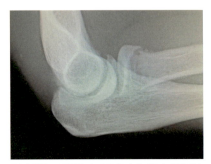

写真❻ 同側面，画像より臨床経過はよい

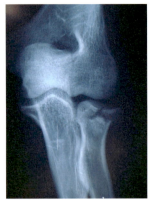

写真❼ X-P 橈骨頭骨折，転位あり（受傷時正面）

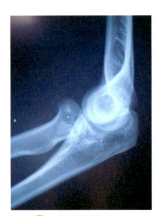

写真❽ （側面像）

頭に圧痛著明．可動域35°～70°，回内・回外障害，痛著明．X-P で橈骨頭に骨折あり，転位はほとんどない（写真❶❷）．long arm cast を施行（写真❸），疼痛は著しく改善した．キャストは肘関節前方を大きく開窓（写真❹），ベルクロで固定し，自身キャストの着脱を可能にした．手関節の回内，回外は制動し，屈伸は可能とする．受傷後1週で入浴可．2週浴槽内の自動運動を開始．順調に改善し，5週でキャスト除去．7週で可動域正常，回旋時痛もほとんど消失，力も入り，X-P（写真❺❻）の骨反応良好で略治とした．

one point advice

下巻は毎日交換する．受傷後1週，下巻を外してキャストのまま入浴可，安定すればキャストは外し，入浴できる。

症例2：48歳　男性　右利き　左橈骨頭骨折

自転車走行中，飛び出してきた人を避けようとして転倒左手を着き受傷した．来院時，肘中心に上腕から手関節にかけて腫脹，皮下出血著明，肘関節 ROM60°～80°，回外制限著明，橈骨頭圧痛著明．X-P 左橈骨頭骨折 McRae 分類 Type 2 segmetal, displaced type である（写真❼❽）．前例と同じくキャストライトを用いて long arm cast を施行．肘は70°屈曲位をとる．キャストの肘を大きく開窓し，自身着脱可能とする．1週後，回外自動運動訓練を開始するためキャストの手の部分上（橈側）2/3の覆いを除去する．2週後浴槽内で肘屈伸，回外運動を開始．4週後 ROM45°～90°，回外45°，6週後 ROM20°～105°，8週後 ROM20°～120°，回外60°，X-P 骨癒合許容範囲となり，キャスト除去．13週後 ROM15°～130°，回外60°．運動痛もなく治癒とした（写真❾）．

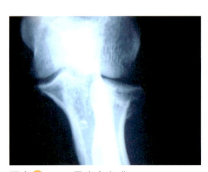

写真❾ X-P 骨癒合完成

one point advice

リストはなるべく開放し，回内，回外をできるようにする．

症例3：4歳　男児　右利き　右上腕骨外顆（シェル型）骨折

階段上の椅子から落ちて，コンクリートに打ちつけ受傷した．2日後，前医より上肢プラスティックシーネで来院．右肘関節は腫脹，皮下出血中等度，上腕骨外顆に疼痛著明，手指浮腫なし．可動域60°～90°．X-P は上腕骨外顆に Wodsworth 分類 Type Ⅰのシェル型骨折あり，転位はない（写真❿）．右上肢に long arm cast 施行（写真⓫）．肘関節を大きく開窓し，着脱可能とする（写真⓬）．毎日チューブ包帯を交換．

受傷後1週入浴可とする．受傷後2週，浴槽内で屈伸の自動運動を開始．受傷後3週，X-P 上腕

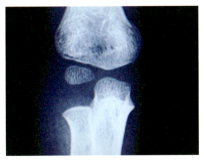
写真⑩ X-P 右上腕骨外顆骨折転位はない

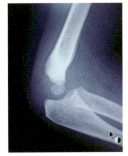
写真⑬a 3週後 X-P，(側面像) 骨膜性骨形成所見全周に出現

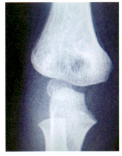
写真⑬b 骨折部に骨硬化像（正面像）

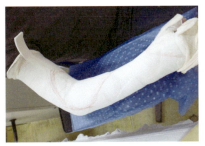
写真⑪ 長上肢キャスティング施行，肘，手関節切除部位をマークする

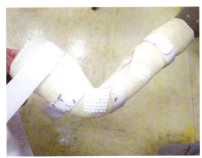
写真⑭ 長上肢キャスト装着。活発な児でブライトンによる再々の修正を要した

下端全周に骨修復像出現する（写真⑬ab）。幼児であるため行動が活発で薄く巻いたキャストが壊れることがしばしばである。その度，熱可塑性プラスチックキャストで修復できる（写真⑭）。受傷後5週，可動域0°〜120°に復し，日常生活に全く支障なく，キャストを外した。

> **one point advice**
>
> 小児は代謝が旺盛である。下巻を毎日交換，入浴させる。
> 下巻を外してキャスト装着のまま入浴できる。2章参照。

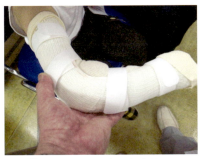
写真⑫ ベルクロ4本でとめる

long arm cast の準備と実施

患者は座位をとり，肘を手台に載せる。キャストを巻くにあたって肘関節の屈曲の度合い，前腕を回内，回外，中間位いずれにするかは症例の状態により決め，助手に上肢の保持の仕方をしっかり指示しておく。患者が濡れないようにゴム布，ビニールをあてがう（写真⑮）。患者の上肢の太さに応じた幅の綿100%伸縮チューブ包帯を選択し，かなり長めに装着する（写真⑯）。母指と茎状突起部分に小さな切れ目を作る（写真⑰）。切れ込みは容易に広がるの

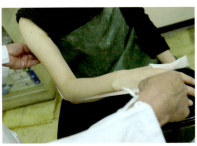
写真⑮ 患者が濡れないようにゴム布，ビニールをあてがう

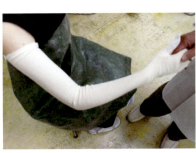
写真⑯ チューブ包帯を長めにつける

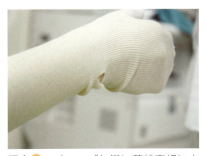
写真⑰ チューブ包帯に茎状突起に小さな切れ込みを作る

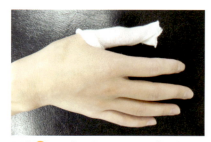

写真⑱ 母指は細いチューブ包帯で覆う

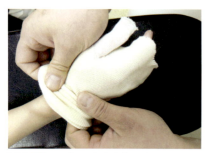

写真⑲ 母指に小さな切れ込みを作りチューブ包帯を装着する

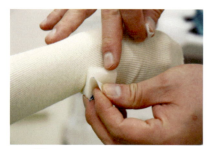

写真⑳ 糊付きスポンジを茎状突起部に裏返しに留める

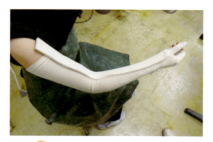

写真㉑ 2cm幅の糊付きフェルトをチューブ包帯の上に貼る

で1cm位でよい。母指は別の細いチューブ包帯で覆い（写真⑱），茎状突起は糊付きスポンジを裏返しに留める（写真⑲⑳）。次いで，キャストカットの際に傷つかないように準備しておいた約2cm幅糊付きフェルトをチューブ包帯の上に貼る（写真㉑）。手は分岐させるとよい（写真㉒）。ギプス固定予定の上端から下端までの長さを測り，やや長めにギプスシーネを作製する（写真㉓）。下敷きにプラスティックメッシュフィルムを使うとくっつかず再々繰り返し使うことができる（写真㉔）。下端は drop hand にならないようにシーネで下支えができる長さにする。ギプスシーネの厚さは4枚

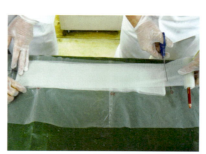

写真㉓ ギプスシーネを作製する

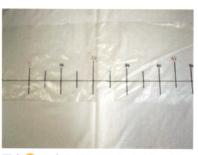

写真㉔ プラスティックメッシュフィルムの上でシーネを作製する

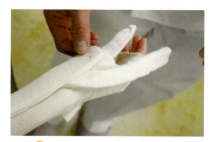

写真㉒ 手はフェルトを分岐させるとよい

で水を通さない。そのまま上肢伸側にあてがい，助手に保持してもらう。水を通すと早く固まってしまい操作しにくい。シーネの残りがあれば水を通して肘関節をまず固定する（写真㉕）。次に上から巻く。上端は2周，以下は半層ずつ重ねて巻く（写真㉖）。水硬性キャストは薄くても強度，可塑性があるため厚く巻く必要はない。しっかり層間剥離がないようによ

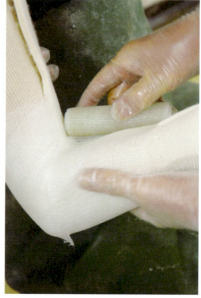

写真㉕ シーネは水を通さず伸側に当て，残りのキャストでまず肘を固定する

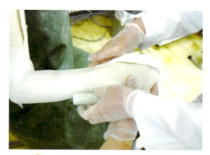

写真㉖ 次の1巻を上腕から手先まで1/2層ずつ重ねて巻く

4-1 long arm cast（長上肢キャスト，上腕キャスト）

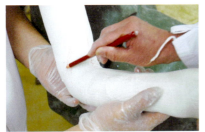

写真㉗ a
硬化したら皮膚鉛筆でキャストの上から切除範囲をマークする

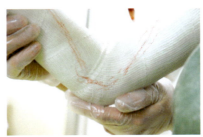

写真㉗ b

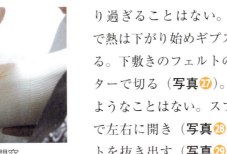

写真㉗ c　キャストの正中下敷きのフェルトの上をキャストカッターで切る

く撫でる。肘上キャストは2巻のギプスで足りる。巻き終わるとしばらくしてから熱が出てくる。熱くなり過ぎることはない。15分前後で熱は下がり始めギプスは硬化する。下敷きのフェルトの上をカッターで切る（**写真㉗**）。傷つけるようなことはない。スプレッダーで左右に開き（**写真㉘**），フェルトを抜き出す（**写真㉙**）。綿包帯ハサミでチューブ包帯を切り（**写真㉚**），キャストを取り外す（**写真㉛**）。手指の動きがMCP高位で楽に行えるように余分の部位を切除する。取り出したキャストの内側の伸縮チューブ包帯を剥がし取る（**写真㉜**）。固着しないようになるべく早く外すようにした方がよい。キャストは肘関節屈側の部分を大きく開窓すると患者自身で着脱可能となる（**写真㉝**）。開窓によって支持性が弱くなることはない。新しいチューブ包帯をつけてから細工したギプスを装着させる（**写真㉞**）。大きな開窓部から肘を深く落とし込むようにすると装着しやすい。当たるところがないか，手指の運動に支障がないかをチェックする。上腕，前腕に5cm幅のベルクロ4本で固定する。固定にはオスのベルクロの裏面に厚手の両面テープを貼ってギプスに固定し，その上をメスのベルクロで1周し固定する。肘関節は固定により拘縮が起こりやすい関節である。長時間固定し続けてはならない。外傷後1週間もすればギプスのまま入浴可である。入浴後外して水を切りタオルで荒く拭いてからドライヤーで乾燥させる。チューブ包帯は毎日交換し清潔に保つ。日数が経れば，入浴中はギプスを外して浴槽内で自動運動をすることができる。日中も自身取り外して自動運動を徐々に進

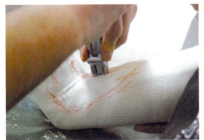

写真㉘　スプレッダーで開窓

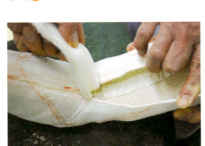

写真㉙　フェルトを抜き出す

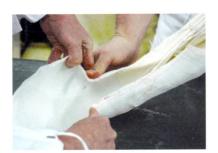

写真㉜　チューブ包帯をキャストから剥がし取る

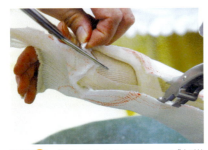

写真㉚　綿包帯ハサミでチューブ包帯を切離

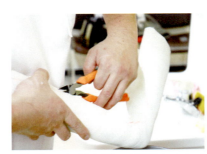

写真㉝　肘関節屈側，手関節を大きく開窓すると患者自身で着脱可能となる

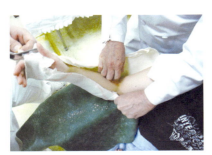

写真㉛　キャストを外す

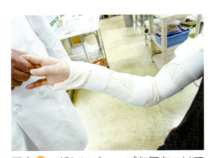

写真㉞　新しいチューブ包帯をつけてキャストを装着する

めるとゴールまでのリハビリ期間は著しく短くなる。

> **one point advice**
> 硬化したらまずキャストの正中をカッターで開く。肘，手の開窓はキャストを外してから行う。

4-1-2 sugartongs type splint の適応

橈骨遠位端骨折で非観血的整復術により整復位が得られた後，その整復位を保つためのキャスト法がsugartongs type splintである。特に高齢者の骨折は粉砕型で整復しやすいが，再度転位しやすい。整復位を保持しつつ sugartongs type splint 固定を行う。骨折部位が粉砕骨折でも整復操作を要さない安定型であれば4-2節で詳述する short arm cast で対応する。

できあいのシーネではしっかりした整復位保持が困難なため筆者は用いない。

症例4：71歳　主婦　右利き　左橈骨遠位端関節内粉砕骨折

椅子から転落左手を着いて受傷。抗凝固剤服用のため来院時手関節中心に腫脹，皮下出血は著明，前腕遠位端のフォーク背状変形あり。左手を使うことはできない。叩打痛，圧痛著明。2, 3指先にしびれ感を訴える。X-P 左橈骨遠位端に関節内 Colles 粉砕骨折あり。unstable type, posterior displacement である（**写真㉟**）。chinese finger trap で牽引後，透視下で整復し（**写真㊱**），sugartongs splintで固定する（**写真㊲**）。sugartongs type splint には，水硬性キャスト 7.5 cm 幅を用いる。2週後，short arm cast に移行した（**写真㊳**）。

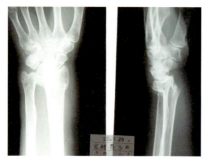
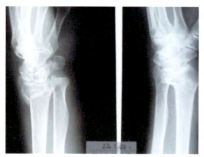

写真㉟　X-P 正，側，両斜側面像，左橈骨遠位端骨折

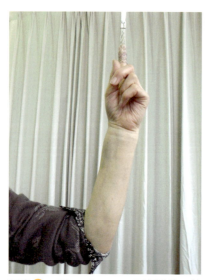

写真㊱　Chinese finger trap で牽引後，徒手整復を行う

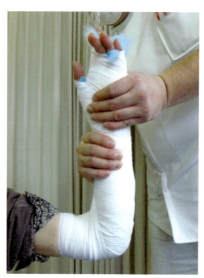

写真㊲　sugartongs type splint で固定

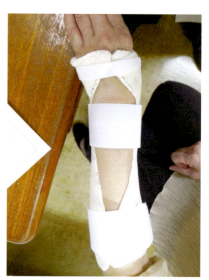

写真㊳　2週で短上肢キャストへ移行し，手関節背側を開窓した

4-1 long arm cast（長上肢キャスト，上腕キャスト）

症例 5：90 歳　主婦　右利き　右橈骨遠位端関節内粉砕骨折（Colles 型粉砕骨折）

他診療所受診中，転倒右手を着き受傷した。直後来院。右手関節腫脹，皮下出血著明，フォーク背状変形あり。右手運動障害，運動痛著明，知覚障害（−），循環障害（−）。X-P では右橈骨遠位端関節内背側 Barton-Chauffeur 合併骨折である（写真㊴）。chinese finger trap で牽引整復を試みる。ほぼ許容範囲になり（写真㊵），右手関節掌屈，尺屈位 sugartongs splint 固定とした（写真㊶）。1 週間後再転位を来すが高齢のため手術を希望せず，2 週後 short arm cast へ移行した（写真㊷）。

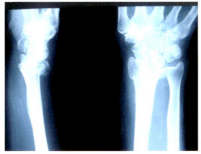

写真㊴ ab　X-P 正，側面像，右橈骨遠位端骨折

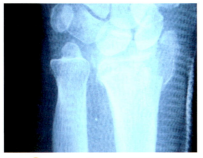

写真㊵　Chinese finger trap で牽引整復，転位は許容範囲となる．

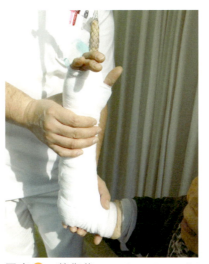

写真㊶　整復後，sugartongs type splint で固定

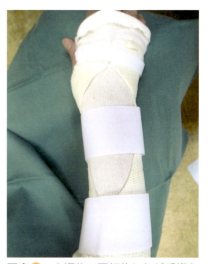

写真㊷　1 週後，再転位したが手術を希望せず．2 週で短上肢キャストへ移行した

sugartongs type splint の準備と実施

患者は座位をとり，示指に chinese finger trap をセットして高所から牽引しておく（写真㊸）。約 30 分，自身の上肢の重さを使って短縮，転位が整復されるのを待つ。整復位が得られない症例では次いで徒手整復を行う（写真㊹）。透視下で行う方が確認できる。高齢者の粉砕関節内骨折は牽引により整復されやすいが，牽引を外すと簡単に再転位する。整復位を保つためには整復後の持続牽引が必要である。

キャスティングでは術者，助手ともキャスティンググローブを着用する。

整復位で指尖背側から肘を巻いて手掌までの長さを測る。約 70

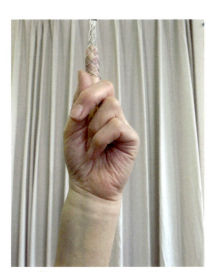

写真㊸　Chinese finger trap で高所からの自重による牽引整復を行う

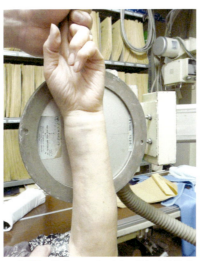

写真㊹　整復できなければ徒手整復を行い透視下に確認する。整復位を保持する

第4章 upper limb cast（上肢キャスト）

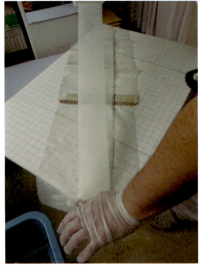

写真㊺ ギプスシーネの作成
キャストライト 7.5 cm 幅を用いる。

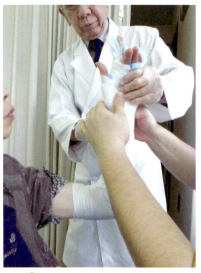

写真㊽ 助手は肘から綿包帯でシーネをしっかり固定する。術者はこの間整復位をしっかり保持する

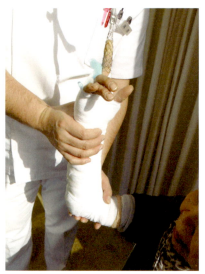

写真㊶ 2～3日に1回は包帯を巻き替えかゆみに対応し清潔さを保つ。術者はこの間整復位をしっかり保持する

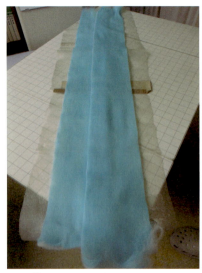

写真㊻ シーネに綿包帯を重ねる

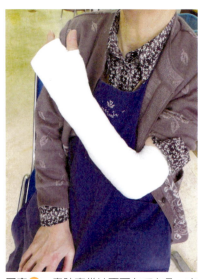

写真㊾ 患肢高掌は不可欠である。立位，歩行中は患側の手を反対側の肩に置き，健側の手で下から支えるとよい

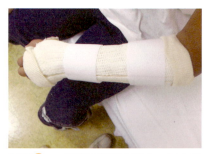

写真㊷ a 2週間後短上肢キャストに移行する

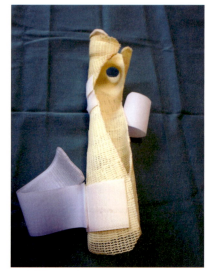

写真㊷ b 手関節背側は開窓する方が着脱が楽になる

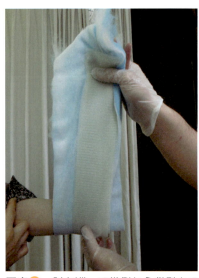

写真㊼ 肘を巡って掌側から背側までシーネをあて，この間整復位を保つ

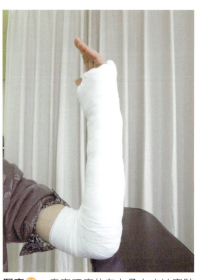

写真㊿ 自宅で座位をとるときは患肢を机に立て肘をする方がよい

cm ある。前項でも述べたように，プラスチックメッシュフィルムの上で 7.5 cm 幅のシーネを作製する。5層弱になる（**写真㊺**）。出来上がったシーネはやや短縮す

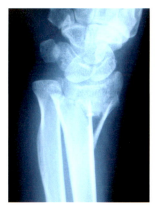

写真53 受傷直後，正面像，粉砕骨折

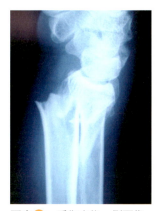

写真54 受傷直後，側面像

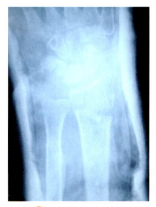

写真55 a 鋼線牽引後，正面，像整復位良好

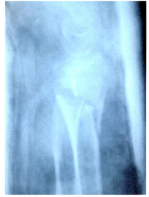

写真55 b 鋼線牽引後，側面像

るので長めにする。シーネの表面に綿包帯を1往復させシーネを十二分に覆う（写真46）。患者に水硬性ギプスが接触しないように注意する。水硬性スプリントは水に浸さない。シーネの硬化が早まってモデリングしにくいからであり，綿包帯が濡れないこともある。シーネの当て方はColles骨折では手関節掌屈，尺屈とし，背側はPIPを越え，肘を巡って，手掌はMCPまでとする（写真47）。手指の自動運動をなるべく保ち，指間の清潔さを保つためである。Smith骨折では手関節背屈，尺屈でシーネをしっかり保持し，相互位置の保持に気を配る（写真48）。助手に包帯を肘上から巻き上げるように指示する（写真49）。包帯は新しいものより使い古したものの方がはるかに使いやすい。ギプススシーネを装着したら患者に患肢高挙を厳守するように指示する。よほど注意していても手は下垂してしまう。座位では机に患肢

を立て肘とする（写真50）。歩行中は患側の手を反対側の肩に置き，健側の手で患肢の肘を支える方がよい。手指はなるべく動かし続けるようにする。筆者が本手法で下巻に綿包帯を使う理由は，転位が起こりやすい2週間スプリントを外せず，下巻を換えられないからである。7日前後の内に転位が進行し固定性が得られない症例は手術適応となる。2週間の固定期間中，2〜3日に1回は包帯を巻き替えて清潔さを保ち（写真51），しっかり固定し直す。巻き替え中，整復位を崩さず保持する。指間は毎日割り箸を用いアルコール綿で清潔に保つ。2週間後，スプリントを外し肘下のギプスに巻き替える（写真52）。

one point advice

指間の清潔を保ちにくい。患者自身アルコール綿をちぎって指間をよく拭くように指示する。

直達牽引のポイント

整復位が得にくいときに直達牽引で整復でき良好な結果を得る方法がある。

症例6：57歳 女性 右利き Colles骨折

蛍光灯を換えようとして椅子か

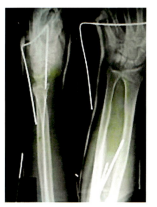

写真56 K-wireをキャストで巻き込む

ら落ち右手を着いて受傷した。来院時，手関節腫脹，フォーク背状変形著明。手関節，手指運動不能。X-PではColles骨折communited, unstable typeである（写真53 54）。chinese finger trapで牽引し，整復操作をしたが良好な整復位を得られない。第2，3中手骨基部近くにK-wireを刺入し，直達牽引をすると短縮，転位は著明に改善し，整復位が得られた（写真55

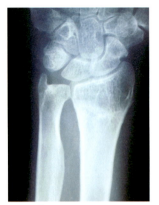

写真⓹ 終了時，正面像，良好な整復位の治癒像

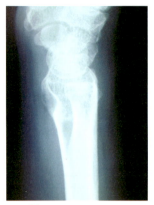

写真⓺ 終了時，側面像

㊻)．さらに，尺骨中枢に K-wire を刺入する．橈骨中枢より尺骨中枢の方が刺入しやすい．中手骨尺骨両鋼線をギプスシーネに埋め込む創外固定は持続牽引が働くため優れた方法である．8 週後，鋼線，

シーネを除去．その 4 週後，ROM はほぼ正常に復し，最終の X-P 像は極めて良好である（写真⓹⓺）．しかし，無菌下の鋼線刺入セットを準備しておくことが必要となり，ギプス固定までには多少手間取る．一方，セットになっている創外固定装置は高価である．キャストのままか，創外固定とするか，手術による内固定を選ぶかは症例ごとに判断すべきであり，術者は慎重に検討した方がよい．

one point advice

鋼線牽引は手が掛かるが，整復力は抜群である．

ここでキャスト適応外の例を提示しておく．

症例 7：74 歳　主婦　右利き　Colles 骨折 / Smith 骨折

転倒し，尻もちをついたときに両手をついて受傷した．右は Colles 骨折，左は Smith 骨折で粉砕型であった．右に続いて左の locking plate による固定術を受けた（写真㊾ab）．本例のように両側の骨折では強固な固定を早く受け，直後から ROM 訓練を行うべきでキャスティングを適応すべきではない．

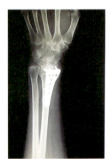

写真㊾ a　右橈骨遠位端骨折術後，正，側面

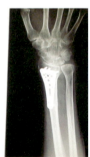

写真㊾ b　左橈骨遠位端骨折術後，正，側面

橈骨遠位端骨折（斎藤分類）
A　関節外骨折
Colles 骨折
Smith 骨折
B　関節内骨折
a　単純関節内骨折群
chauffeur 骨折
内側楔状骨折
背側 Barton 骨折
掌側 Barton 骨折
b　粉砕関節内骨折群
関節内 Colles 骨折
関節内 Smith 骨折
背側 Barton-chauffeur 合併骨折
掌側 Barton-chauffeur 合併骨折

表❹-1

4-2　short arm cast（短上肢キャスト，前腕キャスト）

肘下ギプス固定の適応は，主として橈骨遠位端骨折である．橈骨遠位端骨折の骨折型分類法はいろいろある．汎用される AO 分類は細かすぎるので，筆者は，関節内骨折の治療方針を確立するために作られた斎藤分類を参照している（表❹-1）．stable type であれば関節外骨折に限らず関節内骨折でも肘下ギプスの適応となる．unstable type では，整復操作を行い，整復位を保持できるようであれば，前項 sugartongs type splint の適応である．2 週間後，

肘下ギプスに移行する。骨折整復位を保持できない症例あるいは固定期間が長くなると予測される症例は手術適応とするべきである。その他、肘下ギプスは、舟状骨骨折（転位が許容範囲内）橈骨遠位端骨挫傷、手関節捻挫、三角繊維軟骨複合体損傷・障害、ド・ケルバン病、月状骨軟化症などである。

症例8：63歳　女性　右利き　橈骨遠位端骨折

朝出勤途中転倒、右手を着いて受傷。来院時、右前腕下端〜手関節背側、腫脹、皮下出血中等度、フォーク背状変形（+−）手関節背屈、回外、橈側屈曲痛（+）、橈骨遠位端叩打痛（+）、X-P橈骨遠位端骨折、comminutedであるがstable typeである（写真60 ab）。水硬性キャストで手関節中間位short arm castとした。手関節背側を大きく開窓して自身着脱を可とする（写真61）。2週後キャストのまま入浴可、3週後よりキャストを外して浴槽内でROM訓練を開始した。通院リハビリより自動運動訓練を主体とした。可動域が増加し出してからは日中も外してリハビリの機会を作り、受傷後6週よりキャストを日中外す時間を延長した。受傷後2か月で背屈70°、掌屈60°、回外45°に回復、日常生活動作の支障度も軽減し、略治とした。

> **one point advice**
> stableの骨折タイプに手術適応はない。Over surgeryは避けたい。

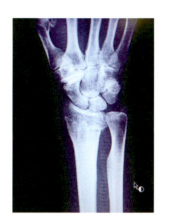

写真⑥ a　左橈骨遠位端骨折，正面

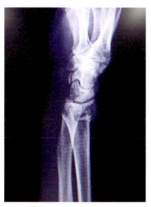

写真⑥ b　側面

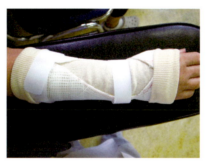

写真㉑　手関節背側を大きく開窓し着脱が楽になる

症例9：27歳　男性　左利き　手関節挫傷／捻挫

キックボクシングの練習中に左手関節を受傷した。初診時，左手関節腫脹中等度，背屈，橈屈痛，制限中等度，舟状骨，月状骨，手関節屈筋腱，伸筋腱付着部痛あり，X-P骨傷なし。手関節挫傷兼捻挫としてshort arm castを施行（写真㉒）。手関節背側を大きく開窓して自身着脱を可能にする（写真㉓㉔）。受傷後1週入浴可，2週後浴槽内運動訓練開始。受傷後1か月で日常生活の支障度

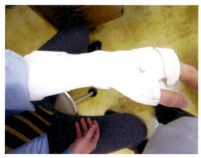

写真㉒　短上肢キャスト装着母指が対立位でしっかり固定される

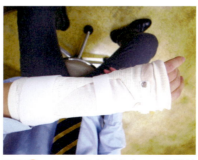

写真㉓　キャストはベルクロで着脱は容易である

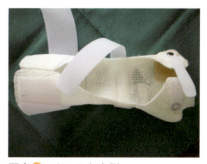

写真㉔　キャスト内側

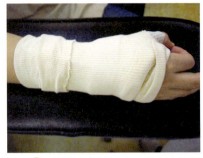

写真❻❺ 通常の短下肢キャストより短い。母指は対立位をとり，軽量で使いやすい

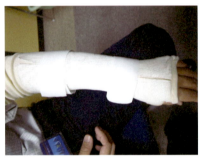

写真❻❻ 短上肢キャスト，本例は正中の開閉が楽にできる

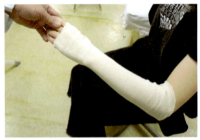

写真❻❼ 短上肢キャストのためチューブ包帯を肘から指先まで装着する

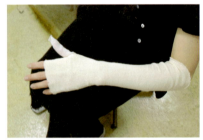

写真❻❽ 母指に小孔を開け，母指には別の細いチューブ包帯で覆う

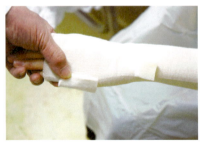

写真❻❾ 尺骨茎状突起，第5中手骨骨頭にも小孔を開けてスポンジかフェルトを貼る

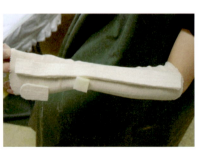

写真❼⓪ チューブ包帯背側正中に糊付きフェルトを貼る

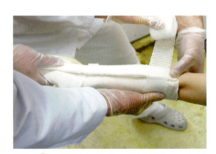

写真❼❶ 肘下からキャストフレックスを巻き始める。シーネは使わない

は改善し，キャストを外したが，徐々にスポーツへの復帰するまでにさらに1か月を要した。

> **one point advice**
> 腕が細めの人，独居の人では手関節背側の開窓をお薦めする。

症例10：37歳　主婦　右利き　ド・ケルバン病

手関節橈側痛。産後3か月で左に発症し，なんとか凌いだ。4か月後，右に発症した。Finkelstein（++），短母指伸筋腱，長母指外転筋腱に圧痛強く，ド・ケルバン病である。母指対立位で短めのshort arm braceを作製（写真❻❺）。着脱可能，水に濡らせるので助かると愛用してくれた。

症例11：38歳　男性　右利き　三角繊維軟骨複合体損傷

前夜泥酔して転倒受傷したらしい。左手関節痛を訴えて前医を受診した。X-Pで骨傷なし。打撲でしょうと言われ，紹介され来院した。左手関節は掌側，尺側を中心に軽度腫脹，皮下出血がある。手関節は回外制限，疼痛が強く，次いで背屈，尺側屈曲の順である。尺側関節裂隙に圧痛がある。三角繊維軟骨複合体損傷と診断し，キャストフレックスを用いてshort arm castを施行し，患肢高挙を指示した。腕が太いのでキャストライト1巻では背側の正中切開だけで開窓せずに自身着脱ができる（写真❻❻）。固定によりPCの作業が支障なくでき，下巻のチューブ包帯を毎日交換できる。受傷1週で入浴可，2週で浴槽内自動運動を開始した。4週でキャスト除去。運動痛は著明に改善したが，回外制限の改善に6週を要した。

short arm castの準備と実施

患者は座位をとる。綿100%伸縮性チューブ包帯5cm幅を肘から手先まで長めに装着する（写真❻❼）。母指基部に小孔を開け，母指には指用細めのチューブ包帯を装着する（写真❻❽）。尺骨茎状突起に合わせて小孔を開ける。糊付きスポンジ2cm径を裏返しにしてテープで留める。第5中手骨骨頭にもスポンジあるいはフェルトを同様に貼り付ける（写真❻❾）。ギプス装着中に当たって苦情が出

4-2 short arm cast（短上肢キャスト，前腕キャスト）

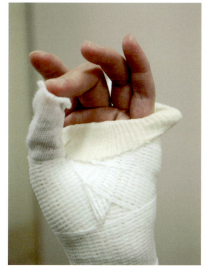

写真⑫ 母指は対立位に保持してキャスティングする

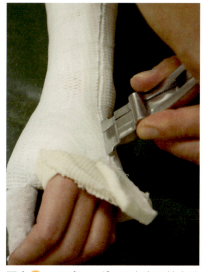

写真⑯ スプレッダーで左右に拡大する

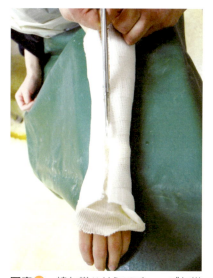

写真⑱ 綿包帯ハサミでチューブ包帯を切り離す

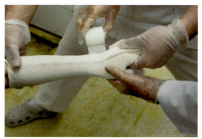

写真⑬ キャストは転がしながら巻く。2～3層の重ね巻でよい

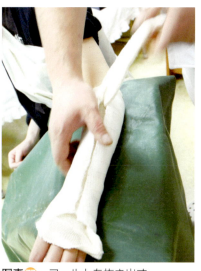

写真⑰ フェルトを抜き出す

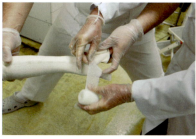

写真⑭ 母指の基部は1回折り返し巻くと強固に固定できる

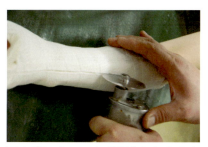

写真⑮ キャストが硬化したら正中フェルトに沿ってカットする

ギプスを巻くときは助手に肢位を崩さないように保持するようしっかり指示しておく。患者には母指と中指で輪を作るように指示する（写真⑫）。手の機能で1番重要なピンチの機能を温存するためである。母指と示指より，母指と中指で輪を作る方がギプス固定後は使い勝手がよい。ギプスの巻き始めは肘関節裂隙より2横指下からがよい。巻き終わってから肘が曲げやすいためである。背側は肘頭近くまでかける。最初に1周したら後は半層ずつ重ね巻く（写真⑬）。丁寧に撫で層間剥離が起こらないように注意する。母指は折り返しをつけて巻くと対立位を薄めに固定できる（写真⑭）。腕の太さもあるが，おおよそ1巻で足りる。巻き終わると手掌側の余分なチューブ包帯を反転する。断端が当たらないようにすること，断端を強化するためである。2～5指のMCPが十分に屈曲できるようにする（写真⑫）。手背のチューブ包帯は反転しない。

巻き終わるとしばらくして熱が出て固まる。15分ほど経って冷えてきたら巻き込んだフェルトの上

やすいからである。チューブ包帯背側に2cm幅，糊付きフェルトを貼る（写真⑩）。ギプスカットに合わせる。患者にシートを掛ける。筆者は肘下のキャスティングに弾力性ポリエステルの5cm幅キャストフレックス1巻を用いる。ギプスシーネは用いない（写真⑪）。他の四肢のキャスティングにはガラス繊維のキャストライトを用い，ギプスシーネを用いる。肘下ギプスでは径が細いので剛性，支持性を必要としない。むしろ弾力性，可塑性，通気性が求められる。ギプスを着脱しやすくするためである。

第 4 章　upper limb cast（上肢キャスト）

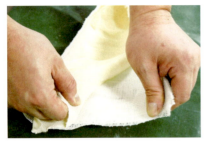

写真⑲ a　キャストを外し，チューブ包帯をキャストから引き剥がす

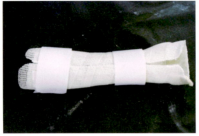

写真⑳　ベルクロオスを両面接着テープで張り付け，メスは1週して固定する

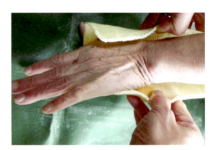

写真㉒　キャストを開き母指からキャストを装着する

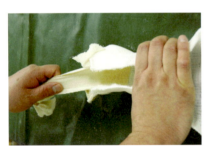

写真⑲ b

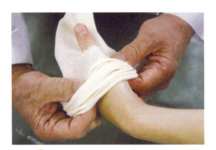

写真㉑　新しいチューブ包帯をつけてから

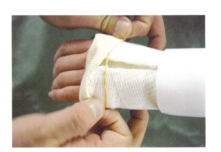

写真㉓　キャストの尖端は緩みやすい。二重の輪ゴムで固定する

をカッターで切る（写真㉕）。スプレッダーで左右に開き（写真㉖），フェルトを引き抜く（写真㉗）。次いでチューブ包帯を切り開き（写真㉘），キャストを外す。チューブ包帯をギプスから剥がし取る（写真⑲ ab）。時間が経つとキャストとチューブ包帯が固着するのでなるべく早く操作するとよい。

次いでベルクロを装着する。ベルクロのオスの裏側に両面テープを貼ってギプスに貼りつけメスを1周して固定する（写真⑳）。新しいチューブ包帯を装着してからギプスを十分に開き（写真㉑），ギプスの母指の穴に患者の母指を

落とし込むように入れてから順々に手関節，前腕を入れて装着する（写真㉒）。MCP 関節レベルの固定には狭いベルクロか輪ゴムを折りたたんでしっかり固定するとよい（写真㉓）。素材の可塑性で開閉着脱可能であるが，患肢が細かいとキャストが厚くなり左右に開きにくい。開閉に抵抗がある症例には手関節背側を大きく開窓する（写真㉔ a）。中枢は容易に開く。末梢は開きにくいことがあるので厚くならないようにキャストを巻き，チューブ包帯を折り返さないようにする。

one point advice

①短上肢キャストで母指〜示指間（母指の水かき thumb webb）は，なるべく狭く，しっかりさせるとピンチがやり易くなる。キャストの使い勝手が向上する。母指の固定を要さない症例では基部まで開窓するとキャストの着脱がさらに容易になる。
②キャスティング後，第5中手骨骨頭尺側に疼痛を訴えることが多い。辺縁は短くするより長めにしてクッションを挿入して対応しておく方がよい。素材はキャストフレックスを選択する。1巻でよい。

ギプスを装着したら，常に患肢高挙の原則に留意し，手指の自動運動訓練をしっかりするように指示しておく。ギプスは軽く，可塑性があり，扱いやすい。慣れると自身着脱ができるが，初めの内は家族などの支援があった方が助かる。着脱の要領，ギプスの管理は十分に指導しておかないと円滑にできない。支援がなければ，ギプスを着脱しやすくするため手関節背側を大きく開窓する（写真㉔

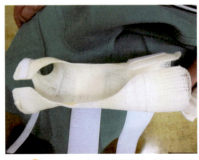

写真㉔ a　キャストを開閉しにくければ手関節背側を大きく開窓する。キャスト末端の固定にはベルクロがより良い

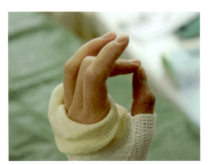

写真㉔ b　ピンチ，MCP の十分な屈曲ができることを確認する

4-3 knuckle cast（こぶし型のキャスト）

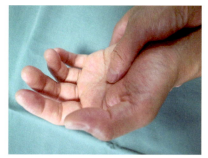

写真⑧ 健側母指を患肢掌側MCPの基部に置く

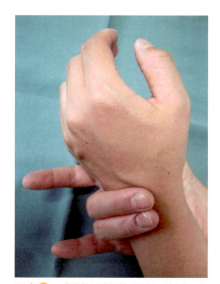

写真⑧ 背側は手関節裂隙に健側の中指を置く

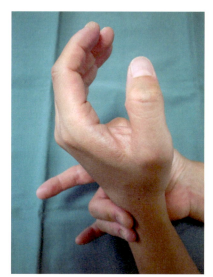

写真⑧ 母指と中指を支点として

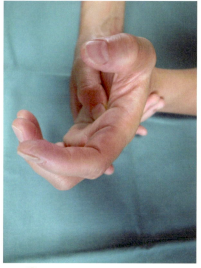

写真⑧ 介助自動背屈運動を徐々に進める

ab）。自宅で積極的な自動運動訓練を行うとリハビリの期間は著しく短縮できる。

　1日のギプス着脱の回数，外している時間は骨折タイプによる。症例ごとに異なる。stable typeでも当初1週間は腫脹があり浴槽に入れない。その後，シャワーで濡らしたり，浴槽にも入れる。濡らした後は，ギプスを外し，水を切ってドライヤーで乾燥し，洗濯したチューブ包帯をつけなおしてからギプスを再装着する。その間，介助してくれる人がいるとありがたい。骨折部に安定性が出てきたら入浴中だけ外した方がむしろやりやすい。

浴槽内あるいは深めの温水槽内で始める手指の可動域運動と微動から始める手関節の自動介助運動の進め方については症例ごとに経過を見ながらしっかり指示を出さなければならない。関節は長時間固定し続けてはいけない。固定期間が長くなるほど関節拘縮は進行することを忘れてはいけない。

　手関節の自動運動の進め方として，Colles型では健側の手を尺側からあてがう。健側の母指を掌側MCPの基部に置き（写真⑧），背側は手関節関節裂隙に健側の中指（示指ではない）を置く（写真⑧）。健側の母指と中指を支点として（写真⑧），押し込むようにして患肢手関節の自動背屈運動を徐々に進める（写真⑧）。入浴中あるいは温水槽の中の方が動かしやすいが，日中でもキャストを外して徐々にこの背屈運動を繰り返し行うとリハビリの期間を著しく短縮できる。

one point advice

初めは浴槽の中で温めてから徐々に行う。慣れてきたら日中自動運動訓練を重ねるとリハビリ期間を短縮できる。

4-3　knuckle cast（こぶし型のキャスト）

　knuckle castの適応は比較的少ない第2～5中節骨骨折，第1中手骨基部関節外骨折の安定型，手挫傷，指傷などである。

症例12：28歳　女性　右利き　第3，4中手骨骨折

　前日，バイク走行中転倒手を着き受傷した。初診時，右手背＞手掌の腫脹，皮下出血が著明。全手指浮腫状，第3～4中手骨中心に圧痛が著明。創はない。手指の運動障害中等度，掌握不能。X-Pで第3，4中手骨骨幹部斜骨折あり，第3中手骨は短縮転位（＋）

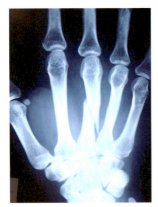
写真❽❾ 背側

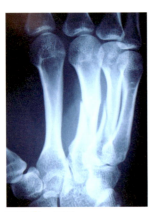
写真❾⓿ 尺側

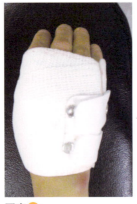
写真❾❶ a

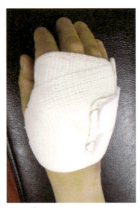
写真❾❶ b

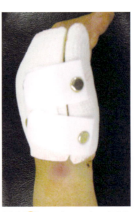
写真❾❶ c キャストで固定

（写真❽❾❾⓿）。knuckle castで固定。カシメとベルクロでキャスト着脱を容易にする（写真❾❶ abc）。可及的患肢高挙と手指の積極的自動運動訓練を継続するように指示する。ギプス装着後，日を経ずして局所の疼痛，腫脹は軽減した。キャストのまま箸を使え，書字可能，握力も改善した。毎日，手とギプスも洗え，下巻を交換でき，入浴中の自動運動可であり好評で

あった。受傷後2か月で仮骨形成あり。手に強い負担がかかるときのみ装着とした。以後，経過順調である。

one point advice

水硬性キャスト（キャストライト）7.5 cm幅を用いる。前後のシーネ中心でごく薄く巻く。両脇が薄いと開閉がしやすい。母指の基部は大きく開けると使いやすい。

症例13：44歳　男性　右利き　第1中手骨基部横骨折

高い所から転落，手を着いて受傷。他医を経て2日後来院。右母指基部中心に腫脹，疼痛，圧痛中等度（+）。ピンチに力が入らない。X-P左第1中手骨基部関節外横骨折，軸変位軽度（写真❾❷❾❸）。母指外転位でknuckle castとする。母指を中指と対立させ固定後

ピンチ可能の肢位とする。尺側よりも中央橈側寄りでギプス開閉，着脱可能にする。固定保持はベルクロをカシメで留め使いやすくする（写真❾❹❾❺❾❻）。毎日取り外して手を洗うことができ，下巻チューブ包帯を交換できるので清潔に保てる。2か月後骨癒合が改善し，手に負担のかかるときにのみキャストを着用するようにした。

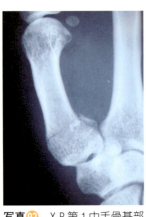
写真❾❷ X-P 第1中手骨基部骨折，受傷時（正面像）

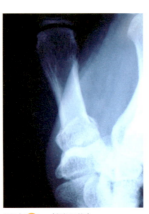
写真❾❸ （側面像）

4-3 knuckle cast（こぶし型のキャスト）

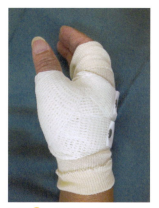

写真94 弾性キャスト（キャストフレックス）を用いる。母指を深めにかける

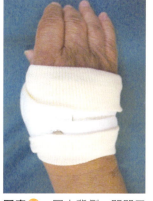

写真96 同上背側，開閉口を中心に寄せ着脱をより楽にする。キャスト背側はMCP高位でよい

one point advice

シーネは使わない。母指を中指と対立位に置くと示指とのピンチが楽になる。手背側はMCP高位まででよい。母指を深めにかけ過ぎるとすると抜きにくい。十分調整して着脱できるようにする。母指固定要否の選択に留意する

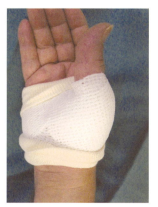

写真95 同上掌側

knuckle cast の準備と実施

手台にシートをかけ患肢の肘を置く。患者が濡れないようにシートで覆い，母指には細めのチューブ包帯をかぶせる（写真97）。5 cm幅，綿100％の伸縮チューブ包帯。母指基部に小孔を開け患肢に装着する（写真98）。チューブ包帯の尺側に2 cm幅の糊付きフェルトを貼り付ける（写真99）。ギプスカッターで切るラインである。術者はキャスティンググローブをつける。ポリエチレンシートの上でギプスシーネを作製する。

7.5 cm幅の水硬性キャストを用いる。掌側は5 cm長，背側は手関節からPIPを越える15 cm長で4層とする。シーネは水につけない（写真100 101 ab 102 ab 103）。残りのギプスを水に浸して母指対立位のままシーネを固定する（写真104）。15分ほどで硬化したら尺側の貼り付けたフェルトに合わせギプス

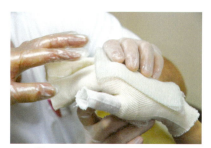

写真101 a　チューブ包帯の背側からシーネをあてがう。水を通さない。

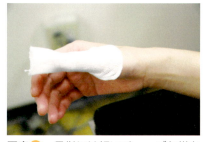

写真97 母指には細いチューブ包帯をつける

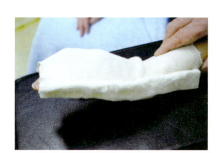

写真99 尺側に糊付きテープを貼る

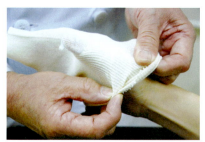

写真98 伸縮チューブ包帯に小孔を開け母指を通す

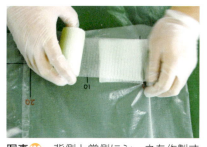

写真100 背側と掌側にシーネを作製する。掌側5 cm，背側15 cm，4層

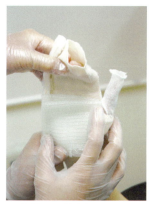

写真101 b　掌側はシーネをMCPより中枢に当てる。水を通さない

第4章 upper limb cast（上肢キャスト）

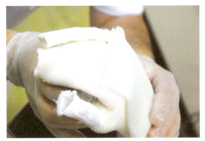

写真⑩② a 尺側に糊付きフェルトを貼る．カッターの誘導路になる

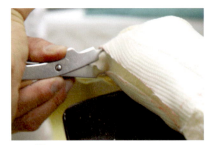

写真⑩⑥ 開窓器で開き

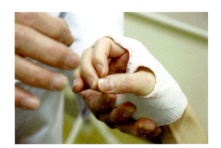

写真⑩⑨ 当たる所がないか確認する

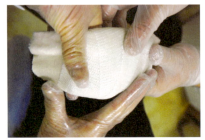

写真⑩② b 残りのキャストを水に通して手首から巻き始める

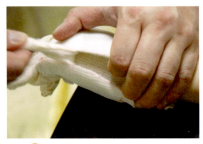

写真⑩⑦ フェルトを抜く

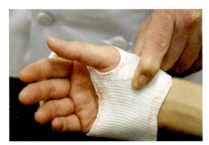

写真⑩ 掌側 MCP，手関節の可動域を保てるように確認する

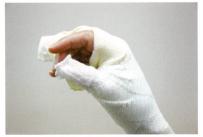

写真⑩③ 母指は中指と対立位にしてキャスティングする

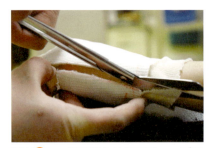

写真⑩⑧ a 綿包帯ハサミでチューブ包帯を切離しキャストを外す

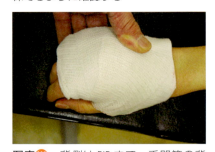

写真⑪ 背側は PIP まで，手関節の背屈を妨げない

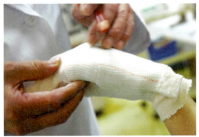

写真⑩④ 巻き終わったらカットする部分を赤鉛筆でマークする

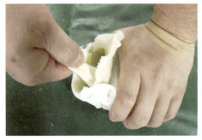

写真⑩⑧ b チューブ包帯を剥がす

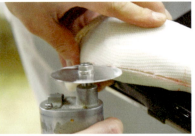

写真⑩⑤ カッターで切る

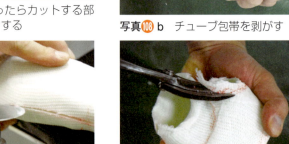

写真⑩⑧ c 余分なキャストを切除し，辺縁を整える

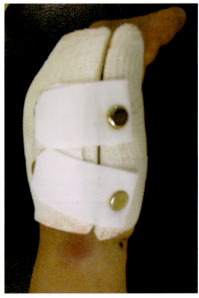

写真⑫ ベルクロをカシメで留めて完成する．下巻をつけて装着する

カットする（**写真⑩⑤**）．スプレッダーで開き（**写真⑩⑥**），フェルトを引き出し（**写真⑩⑦**），チューブ包帯を切離する（**写真⑩⑧ a**）．キャストを外したら，すぐにチューブ包帯をギプスから剥がす（**写真⑩⑧ b**）．固着しないようになるべく早く引き離す．取り外したギプスの

辺縁を修正する。手関節の動きを制限しないように余分な部分を切除する（**写真⑩c**）。母指の基部をえぐり母指が対立位をとりやすくする。第1中手骨基部、母指基節骨骨折の場合は安定した対立位に固定する。2〜5指MCPは十分に屈曲できるぎりぎりまでの長さに調整する（**写真⑩**）。新しいチューブ包帯をつけてギプスを装着する。当たる部分をチェックする（**写真⑪**）。尺側の開閉部はベルクロをカシメで留めると使い勝手がよい（**写真⑫**）。

one point advice

2, 3, 4, 5中手骨骨折についてキャストの作り方を解説した。症例13のように母指固定が主となるときの固定とは留意点が異なるので注意する。

4–4　finger cast（指キャスト）

指ギプスの適応は手指の骨折、脱臼整復後、捻挫、挫傷、切創、挫創などの外傷が主となる。手指関節炎、狭窄性腱鞘炎、手指感染症も対象となる。

材料として、筆者は熱可塑性プラスティックキャスト（プライトン）を汎用する。水硬性キャストと違い、下巻を必要とせず、キャスティンググローブを必要としないのは有難い。プライトンは慣れると使いやすい。各症例の固定方法は応用問題である。工夫して作り上げ、管理する。特に母指外傷では母指球があるため従来の方法では固定の安定が得られなかった。プライトンでは安定して固定ができる。熱可塑性プラスティックキャストの操作には温度管理が重要である。70℃をやや超える位に温水を保ち続けるように留意することがコツである。数多くの症例を以下に提示する。

慣れるまでは指1本の簡単な症例から始めると分かりやすい。熱可塑性プラスティックキャスト（プライトン）にはその部位に合った成形が容易にでき、修正、修理が行いやすい。従来できなかった指先の保護ができ、濡らすことができる。

4–4–1　短母指プライトン固定

症例14：37歳　女性　右利き　母指狭窄性腱鞘炎

出産後9か月、右母指痛、ばね現象があり、母指MCP掌側に硬結、圧痛（+）。定型的母指狭窄性腱鞘炎である。授乳中のため腱鞘内注射は避けたい。母指IPをわずかに屈曲位でパルプピンチをやりやすいようにプライトン固定すると手指の機能が著しく改善する（**写真⑬**）。プライトンのシリンダーは夜間も着用した方が朝困らない。プライトンのまま入浴、炊事可である

one point advice

熱可塑性プラスティックキャスト（プライトン）の基本的な手法である。慣れていただきたい。

写真⑬　右母指ばね指に短母指プライトン装着

症例15：69歳　男性　右利き　母指狭窄性腱鞘炎

右母指痛，ばね現象がある。利き手であり手仕事，日常生活に支障が多い。プライトンサック装着で楽になった（**写真**⓬）。労災で指の補償のうち，第3〜5指よりも第2指，第2〜5指より第1指の補償が高いといわれ，身体の運動機能で1番重要なのがピンチであるともいわれることが分かる。

one point advice
母指は手指の機能の中で1番重要なピンチの主役であることに留意したい。

短母指プライトンキャストの準備と実施

まず，80℃よりやや高めの温水槽を用意する。温度が下がりやすいので，追加に高温のポットも用意した方がよい。リハビリ用のホットパック温水槽を利用できればなおよい。筆者は通常7.5 cm幅のプライトンを使用する。指は基底が広く，意外に全周が大きい。1回りしたとき1 cmくらい重なるように長目で基底をやや広めの台形状に切り出し（**写真**⓯），長さを合わせる（**写真**⓰）。これを温水槽に入れ軟化したら取り出して患指に当てる（**写真**⓱）。水温が高すぎると軟化が進み，かえって扱いづらい。水温が低いとゴアついて操作しにくく接着しにくい。水温の管理は慣れである。

軟化したプライトンを木のヘラで取り出し，タオルの上で熱湯を払って適温とする。両端を持ち手背から寄せ，一方の側を患指掌側に当ててから他方の側は1回りして掌側で接着させる（**写真**⓲）。多少のゆるみは軽く絞り込むとよくフィットする（**写真**⓳）。あてがったプライトンの接着は掌側，背側いずれで重ねてもよい（**写真**⓴）。硬化を早めるには局所を水洗する。形が定まったらプライト

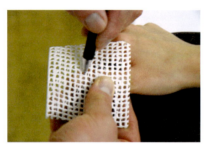
写真⓬　頻用する手作業にプライトン作成。母指先掌側をなるべく開ける

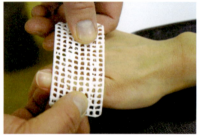
写真⓯　7.5 cm幅のプライトンを台形に切り出す

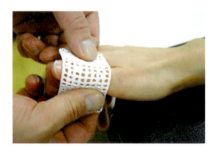
写真⓰　長さを合わせる

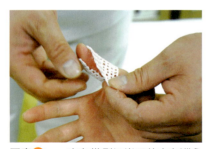
写真⓱　70℃前後の温水で軟化したプライトンの両端を持ち上げ患肢背側にあてがう

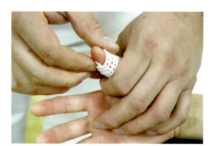
写真⓳　軽く握って適合させる

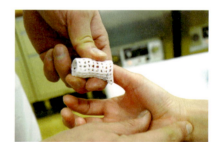
写真㉑　余分な切除部分をマークする

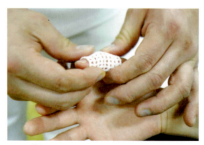
写真⓲　一方を掌側に当て他方を巡らせて重ね合わせる

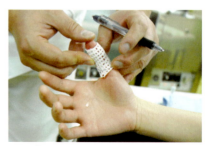
写真⓴　IPはわずかに屈曲位とする

写真㉒　プライトンが硬化しなければ水洗いをすると形を崩さず外せる

4-4 finger cast（指キャスト）

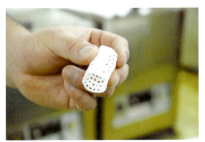

写真⑫ 余分な部分を切除し，断端を温水に入れると軟化し調整できる

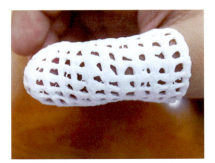

写真⑬ プライトンキャップ背側

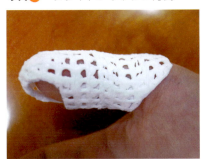

写真⑭ 掌側の敏感な部分をを開窓

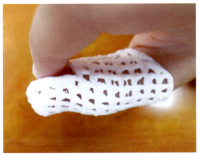

写真⑮ ピンチで直接触知できる

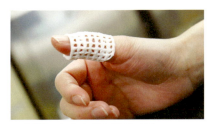

写真⑯ 出来上がり装着する

ンを外し，断端をトリミングする（写真⑪⑫）。

母指と示指の尖端掌側は人体の中で最も敏感な部位であるからなるべく覆わないようにしたい。母指は他の指に対して対立位をとるので中手指節間関節（MCP）で屈曲できるようにプライトンの基部掌側を切り込んでおくと使い勝手がよい。不整な断端は温水に浸し整える（写真⑬）。通常プライトンシリンダーは2個作成する。水に濡れたらすぐ交換するためである。濡れたら水を切って放置しておけばよい。急ぐときはティッシュを詰めて水気をとるか，ドライヤーの風で乾燥させる（写真⑭）。

プライトンの細工

プライトンには細工しやすさがある。母指の例を示す。

症例16：38歳　男性　母指指節間関節捻挫・母指挫傷

母指を屈曲位で着いて受傷。骨傷なし。母指指節間関節捻挫である。プライトンで固定し，掌側の敏感な部分だけをトリミングして開窓し，日常生活の不便さを解消するように試みることもできる（写真⑮⑯⑰）。

> **one point advice**
> 湯の温度80℃を保つと操作しやすい。

4-4-2　長母指プライトンキャスト

症例17：33歳　男性　掌側板損傷（捻挫）

バスケットボールのプレイ中，右母指にあたって受傷した。右母指球中心に腫脹，皮下出血が著明（写真⑱）。MCP関節の外転強制で不安定性はない。過伸展痛著明。骨傷はない。過伸展による掌側板損傷（捻挫）である。母指対立位で使い勝手のよい位置でプライトン固定を施行した（写真⑲ab）。固定後，日常生活は著しく改善し

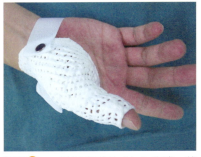

写真⑱ 右母指捻挫，掌側板損傷である。母指球の腫脹皮下出血著明

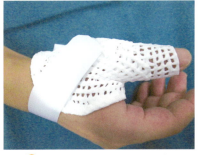

写真⑲a 長母指プライトン作成，装着（掌側）

写真⑲b ベルクロをカシメで留め固定する（背側）

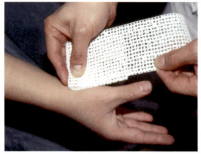

写真⑬⓪　プライトンを指の分を一重に，手の部分を二重に切り出す

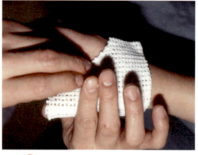

写真⑬⑤　両端を持ち母指にあてがう

た。3週後，夜間は外す。1か月後，プライトン装着したままのスポーツ復帰も可能となった。

one point advice

製作時，母指を中指と対立位に保つと使いやすい。
母指MCP捻挫でも橈側側副靭帯断裂は絶対的手術適応である。
写真⑬⓪で手の部分は，慣れるまでは一重で済ませてもよい。

長母指プライトンキャストの準備と施行

下準備は4-4-1項Bと同じである。長母指プライトンの作り方として2つの方法を提示する。1つは前後を合わせて作る方法，2つは上下を合わせて作る方法である。いずれも7.5 cm幅のプライトンを使用する。

■ 前後を合わせて作る方法

前後の作り方は，まず母指尖端から手関節までの長さに合わせる。プライトンを指の部分を一重に，手の部分を二重にして切り出す（写真⑬⓪）。同形の2つの左右を重ね合わせる（写真⑬①）。指の部分が広すぎるので，温水槽の中に入れる前に一部を切り落とし，バラケないようにクリップで留める（写真⑬②）。80℃の温水槽に入れ（写真⑬③），軟化したら左右の重なっている部分をなじませる（写真⑬④）。クリップを外して両端を持ち，温水槽から出し患指に当

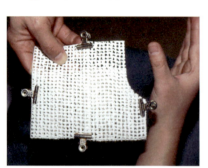

写真⑬①　左右2つを合わせる

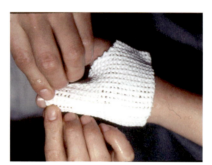

写真⑬⑥　丁寧に患部にフィットさせる

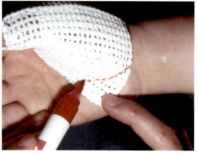

写真⑬②　クリップで留める

写真⑬⑦　掌側の余分な部分をマークする

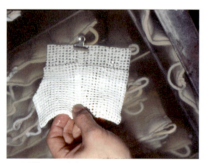

写真⑬③　温水槽に入れる

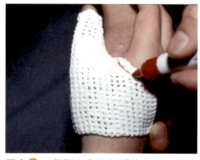

写真⑬⑧　背側の余分な部分をマークする

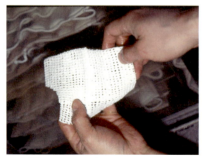

写真⑬④　クリップを外してプライトンをなじませる

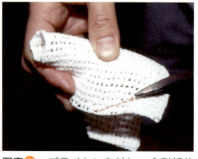

写真⑬⑨　プライトンを外し，余剰部分を切除する

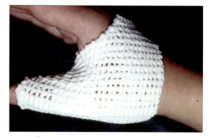

写真⑭⓪　左右組み合わせの出来上がり，装着して適合の具合を確認する

4-4 finger cast（指キャスト）　53

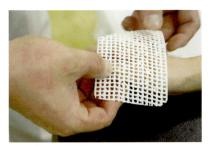
写真141　台形にプライトンを切り出す

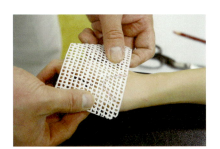
写真142　1〜2指間をまたがる切れ込みをマークする

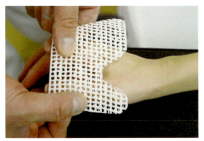
写真143a　マークした部分を切除する

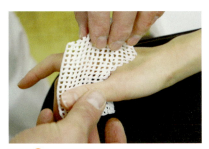
写真143b　80℃の温水槽に入れ軟化したら取り出して母指にあてがう

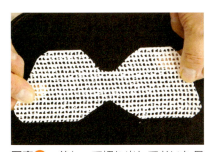
写真144　前もって切り出しておいた母指球。手背の部分は峡部が指間にあたる

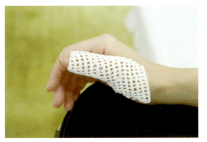
写真145　軟化しているうちに母指によくフィットさせる

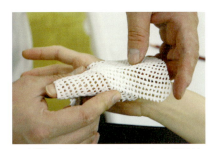
写真146　温水に入れ軟化したら指間を通して母指部分と癒合させる

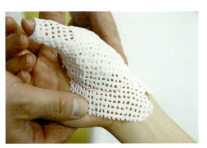
写真147　軟化しているうちに癒合させないとドッキングできない

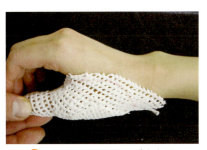
写真148　硬化しにくければ水を通してから外す

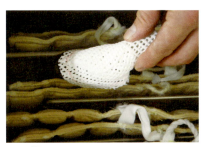
写真149　外したプライトンの断端を温水に浸し軟化させて，トリミングする

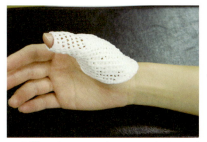
写真150　上下組み合わせの出来上がり。装着して適合の具合を見る

プライトンの余分な部分をマークする（写真137）。掌側は母指球内縁を目安とし，背側は安定性の得られる幅とする。母指尖端掌側はなるべく開けておく。取り外したプライトンをトリミングし，辺縁，断端は再度温水で軟化させなじませ整える（写真138 139 140）。プライトンの前後を合わせる方法では慣れるまで，全体を二重とせず一重の方がやりやすい。

■ 上下を合わせて作る方法

上下2つに分けて作る方法は，母指の部分と母指球の部分を分けて作り合体する。母指の周径よりかなり大きめで基底のやや広い台形にプライトンを切り出す（写真141）。1〜2指間をまたがる切れ込みをマークし（写真142），切り取る（写真143 ab）。次に母指球を囲む部分のプライトンを切り出す。狭い部分は1〜2指間にあたる（写真144）。母指の部分のプライトンを温水槽で軟化させて母指掌側から当て1〜2指間を通し，1周して固定する（写真145）。次いで，母指球側のプライトンを，軟化させ指間をまたいで母指球部にあてがう。上下，前後を接着させ一塊とする（写真146〜150）。

上記2つの方法の出来上がりは同じである。その後はいかに安定して装着できるかである。ベルクロ25 mmオス，メスとカシメのペアを用意する。長母指プライト

第 4 章　upper limb cast（上肢キャスト）

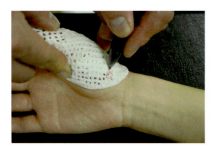

写真❶　ベルクロのアンカーを置く位置をマークする

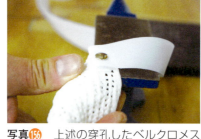

写真❻　上述の穿孔したベルクロメスを通しカシメメスをかぶせ叩き固定する

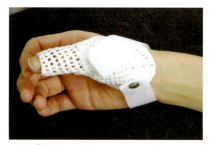

写真❾　ベルクロメスの長さを調整し，切って完成する

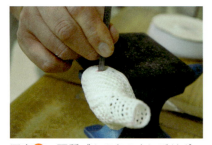

写真❷　硬質ゴムの台の上に乗せポンチで穿孔する

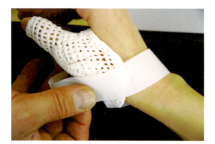

写真❼　一回りしたベルクロの固定位置をマークする

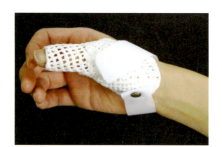

写真⓲　ピンチが可能か，母指掌側が開いているかを確認する

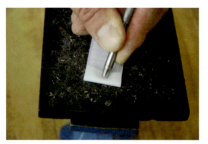

写真❸　ベルクロメスの断端を折り返し上下重ねて同じく穿孔する

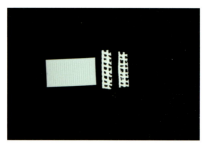

写真⓲ a　前もって用意しておくベルクロオスと固定用プライトン片

の端を折り曲げてカシメの孔を穿ち（写真❸）。プライトンにベルクロを固定する（写真❹❺❻）。固定したベルクロの背側終着位置をマークし（写真❼）。その位置にオスのベルクロの両断端を軟化したプライトンの小片で固定する（写真⓲ ab）。ベルクロメスの長さを合わせて切り完成する（写真❾⓲）。

プライトンは水に濡らすことができ，装着したまま入浴もできる。後は水を切ってタオルで拭くか，ドライヤーの風で乾燥させる。

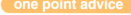

写真❹　カシメは 7 mm 高，小でよい

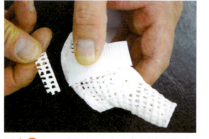

写真⓲ b　ベルクロオスを温水に浸したプライトン片で固定する

ンの母指球下端にベルクロのアンカーを置く位置をマークし（写真❶），ポンチでカシメ挿入孔を作る（写真❷）。次いでメスのベルクロ

one point advice

カシメの止め方は手の場合 1 か所で済む。容易に扱えるようになる。慣れていただきたい。

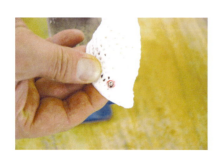

写真❺　カシメオスを内側の穿孔から通し

4-4-3　他指のプライトンキャスト

症例 18：59 歳　男性　右利き　狭窄性腱鞘炎

長期にわたり，製菓の仕事に不自由がある。右第 3 指 MCP 掌側に硬結，圧痛あり，伸展にばね現象を伴う（写真⓰）。第 3 指をプ

4-4 finger cast（指キャスト）

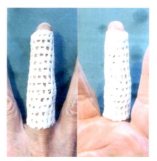

写真⓰ 第3指狭窄性腱鞘炎，プライトン固定，掌側，背側

ライトンでシリンダー状に固定し，手仕事の耐えられない痛みを軽減する。増強すると数か月に1回腱鞘内注射を施行する。

one point advice

2個作って濡れたら交換する

症例19：36歳　女性　右利き　左示指背側切創

割れたガラスで左示指背側を切った。止血しにくい。指伸展位で被覆材マイクロポアテープを2周巻いて止血する（**写真⓬**）。PIPの伸展位を保てればよい（**写真⓭**）。示指の尖端は敏感な部分であるからなるべく覆わない。ピンチ動作をやりやすいようにDIP，MCP関節掌側を短めに切り詰める（**写真⓮⓯**）。キャストを2個作り，濡れたら入れ替える。当初より炊事，入浴可である。

one point advice

母指，示指の外傷ではピンチだけは保つように固定する。

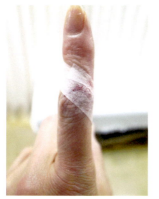

写真⓬ 左示指中節背側切創。マイクロポアで2周して創を合わせ止血する

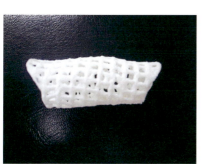

写真⓭ プライトンを軟化させ関節の機能温存のため短めにつくる

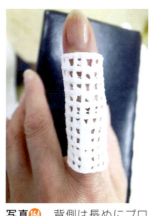

写真⓮ 背側は長めにプロテクトする

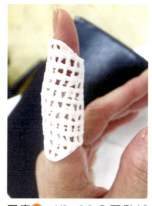

写真⓯ MP，DIPの可動域を保ち，ピンチ可能とする

症例20：45歳　男性　右利き　腱タイプ槌指

サッカーキーパー，プレイ中右第3指を突いてDIPが曲がったままになる。X-Pで骨傷はない。腱タイプの槌指である。DIPを過伸展位でプライトン固定する。DIP背側と中節の掌側中枢，末節の掌側尖端の3点支持となるが，小さくて作りにくい。合わないと再度作り替えを要する。まずDIPを過伸展位で作成し，ついでPIPが屈曲位をとれるようにＰＩＰ掌

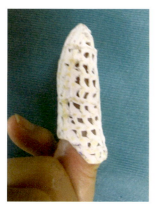

写真⓰ 槌指ではDIP過伸展位を保持する。PIPは屈曲できる

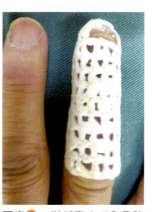

写真⓱ 指が奥まで入る確認のため小さく開窓する

側を切り込む（**写真⓰**）。指を奥まで挿入しにくいので確かめるため指先を開窓しておくとよい（**写真⓱**）。濡れた時のプライトン交換もしにくい。DIP過伸展位を保ちながらしなければならないからである。治癒に2か月かかる。骨型槌指、ことに脱臼骨折には石黒法の手術をお薦めする。

固定素材はプライトンとは限らない。熱可塑性のプラスティックキャストで慣れたものを使えばよい。

従来のアルフェンス、あるいは出来合いの指スプリントは濡れたまま使うことになり使いにくい。

one point advice
DIP過伸展はPIP屈曲位でないと保持しにくい。狭い範囲で3点支持を保持するのは素材の性質からして容易でない。プライトンは耐水性であるから2つ作って交互に水を使えるようにしたい。従来のスプリントは耐水性でない。

症例21：15歳　男児　第4指中節骨骨折

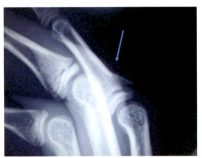

写真⓰⓼ X-P 第4指中節骨骨折、手背挫傷

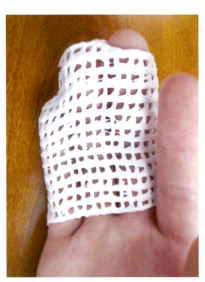

写真⓰⓽ 3〜5指プライトン固定（掌側）

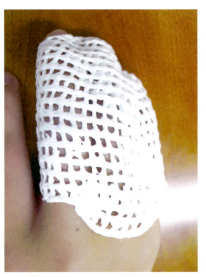

写真⓱⓪ （背側）

サッカーのキーパーでボールを受けて受傷した。右第3, 4に腫脹、皮下出血中等度。屈曲障害中等度。第4指中節に骨折あり、第3指は骨挫傷（不全骨折）である（**写真⓰⓼**）。3〜5指をプライトンで固定する（**写真⓰⓽⓱⓪**）。まとめた方が固定しやすい。本例は、キーパーであるから指の受傷が再々起こる。その度に1〜2指をプライトンで固定する。

one point advice
単指よりまとめた方が作りやすい。

症例22：43歳　男性　右利き　第4, 5指中手骨頚部骨折

子供と遊んでいて転倒し、右手を着いて受傷した。第4, 5 MCP関節中心に手背、手掌、4, 5指にかけて腫脹、皮下出血著明。掌握困難。X-Pは第4, 5中手骨頚部骨折である（**写真⓱⓵**）。第5中手骨骨頭の転位は大きい。透視下に徒手整復を行った後、プライトン固定を施行した（**写真⓱⓶〜⓱⓸**）。

4-4-2項「長母指プライトン

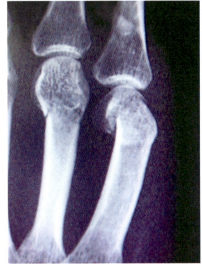

写真⓱⓵ X-P 第4, 5指中手骨頚部骨折（正面像）

4-4 finger cast（指キャスト）

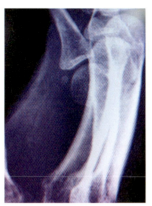

写真⑫　X-P 側面像

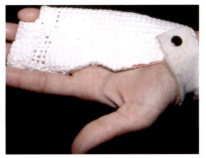

写真⑬　プライトン装着（掌側）

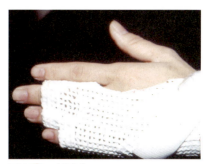

写真⑭　（背側）

キャスト」で示したように前葉と後葉を合わせる方法で一体化し，余分のプライトンを切り離してフィットさせる。着脱にはベルクロを使う。指の部分と手掌，手背の部分を合体させてもよい。

:::one point advice
指の部分を固めてから手の部分を深めに接着させる。
:::

症例 23：6 歳　女児　左第 5 指基節骨骨折

転んで受傷した。第 5 指基節骨骨折である。転位はない（写真⑮）。まず，指の部分をまとめてから手の部分を接着合体させる。その後ベルクロをカシメで固定する（写真⑯〜⑱）。

:::one point advice
小児の手は小さいので作りにくい。大きさを合わせて切り出し，手際よく作る。
:::

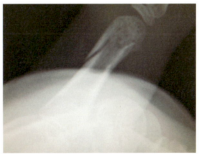

写真⑮　X-P 左第 5 指基節骨骨折，掌側に及ぶ。転位はない

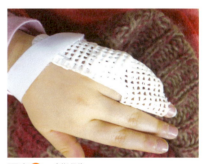

写真⑰　（背側）

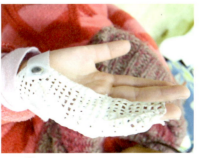

写真⑯　プライトン・ベルクロ固定（掌側）

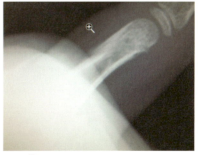

写真⑱　X-P 治癒像

症例 24：14 歳　男児　右利き　左第 2 指基節骨成長軟骨帯損傷

バスケットボールで受傷，左第 2 指基節骨成長軟骨帯損傷である。第 2 指の固定は難しく熟練を要する。第 3 指を副子にしてプライトンで合体させた上，手背，手掌部のプライトンを接着合体して固定する。ベルクロで着脱可能とした（**写真⑲⑱**）。

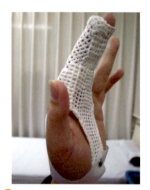

写真⑲ 左第 2 指基節成長軟骨帯損傷，プライトン・ベルクロ固定

写真⑱ 第 3 指をシーネとしてプライトン合体させ，手背，掌部と接合する

one point advice

固定しにくい部位である。工夫していただきたい。

症例 25：58 歳　女性　ブッシャード結節

DIP に多発するヘバーデン結節は女性に多発する。PIP にも発現すればブッシャード結節である（**写真⑱**）。通常痛まないが，炎症を伴い発赤，疼痛を伴うとき，粘液囊腫を伴うときは，水仕事のときに当たって痛み，保護が必要となる。DIP は小さくて細工がしにくい（**写真⑱**）。腫脹，変形があるからである。切れ込みをつけて対応する。ブッシャード結節ではプライトンを先より基を広めに切り出し，温水で軟化させシリンダー状に固定する。紡錘状に腫脹しているため長軸に割を入れ着脱を容易にする（**写真⑱⑱**）。

one point advice

PIP，DIP 何れもプライトンを 2 個作り，水を使ったら交換，乾燥させる。

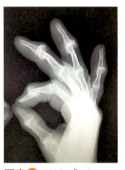

写真⑱ X-P ブッシャード結節

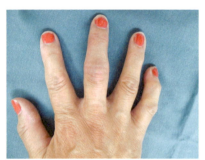

写真⑱ 今回は，第 3 指 PIP 関節痛で固定を要した。固定により QOL が改善する

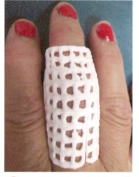

写真⑱ プライトンシリンダーを作製，患部関節腫大のためプライトンに割を入れると着脱しやすい

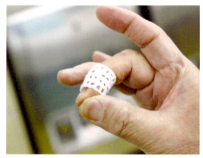

写真⑱ DIP のヘバーデン結節にはプライトンリングで対応する

4-4-4　指先キャップ

指先の外傷は多い。特に切創，挫創，挫傷，骨折，指先の感染症などがプライトン固定の対象になる。指先の外傷などでは保護のためキャップの形をとる。

4-4 finger cast（指キャスト）

症例26：68歳　主婦　右利き　左第5指先切離創

包丁で左小指尖端を切り落とした。直後来院。出血（+++）。止血作用のある被覆材アルコダームの小片で覆い，3Mマイクロポアのテープでクロスに圧迫止血する。指先切離創からの出血はなかなか止まりにくい。出血が漏れ出てこない状態になればビニール（サランラップは止める）で被い，プライトンキャップを作るが，初回は血液にまみれて無駄になることが多い。出血が止まらないときにはテープの上からさらに包帯で圧迫固定し，患指高挙の上，止血を待つ。創の大きさにもよるが，おおよそ切離創からの出血が止まるまでに2日かかる。出血が止まったら，創を細めに切ったマルチフィックスロールのような被覆材でしっかり覆う。浸出液が漏れ出ないようにして切離創を原則通りウエットの状態で治す（**写真185**）。

次いで，ビニールで患指を覆いプライトンのキャップを通常2個作製する（**写真186**）。ビニールを用いないと創を覆った被覆材がプライトンについて外れてしまうからである。ラップ（サランラップ）で覆うとラップがプライトンにくっついて離れなくなるので，用いない方がよい。ビニールの上から指先プライトンキャップの作製はやりにくい。末広がりになるからである。しっかり締めて水洗し，硬化させる。ビニールはない方が扱いやすいが創のある場合はやむを得ない。プライトンが創に当たる可能性があれば，先端に多少ゆとりを持たせるか，後で小さなスポンジを尖端に入れるか工夫する。形ができたらプライトンを外し，中のビニールを外す。周辺をトリミングして再度温水に浸し断端を整える。

手指の切創は示指と小指に発生しやすい。主婦に多く，調理の職場で多く，水を使わざるを得ない。その点プライトンは便利であるが，装着前に創を閉じて浸出液が出ないように必要に応じて処置しておくことが肝要である。

> **one point advice**
> 浸出液が多ければマルチフィックスロールを再々交換する。プライトンは2個を交互に使う。

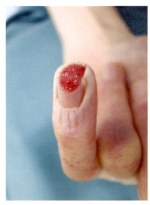

写真185　左第5指先切離創，まずは止血，その後は被覆材でウェットの状態で創の治癒をはかる

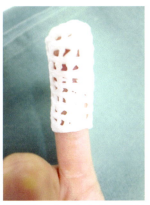

写真186　止血したら被覆材で創を，プライトンキャップで指先を覆うと水が使える

症例27：51歳　男性　左示指切創

パン切ナイフで左示指末節橈側を2cm切り，受診した。マイクロポアテープを創が閉鎖するように巻き（**写真187**），その上からプライトンキャップを作製した（**写真188**）。水にぬらした後は，適宜交換し，日常生活に支障なく，2週余で治癒した。

> **one point advice**
> 出血が止まればテープの交換は創治癒まで不要。
> キャップが抜けやすければテープで留めてもよい。

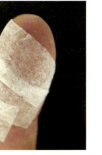

写真187　示指切創，マイクロポアテープで創を閉じ止血する

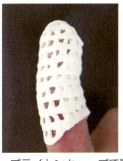

写真188　プライトンキャップで覆う。2個作り，水を使ったら交換，乾燥させる

症例28：65歳　男性

車のドアミラーに右薬指を挟まれ受傷した。末節中心に棍棒状に腫脹，皮下出血著明。X-Pで末節骨に横骨折あり，転位はない（写真189）。プライトンキャップを作製する（写真190）。初回は縦に切れ目を入れ着脱を容易にするその他の症例を示す。（写真191）。患肢高挙を指示し，減張後再作成した。1か月後治癒。

> **one point advice**
> 腫れが引いたらキャップを作り直す。2個作って水にぬれたら交換する。

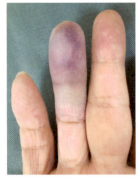

写真189　右第4指末節骨骨折転位なし

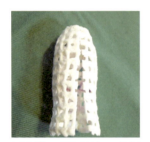

写真190　縦切開して着脱を容易にする（背側）

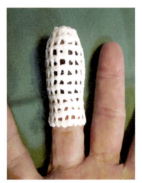

写真191　プライトンキャップを作製

(1) 母指尖端切創（写真192 193）

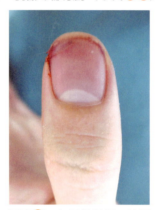

写真192　左母指切創，被覆材で覆う

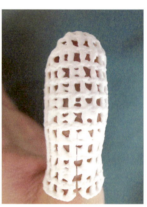

写真193　プライトンキャップ2個作製，基部に縦割りを作る

(2) 示指尖端化膿症（写真194 195）

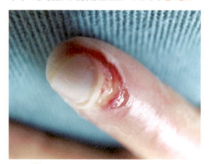

写真194　示指化膿症，被覆剤で覆い

> **one point advice**
> 浸出液が漏れ出ないように対処する。

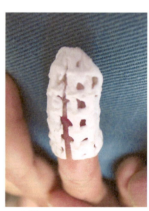

写真195　プライトンキャップで保護する。縦割で着脱を容易にする

第5章

lower limb cast（下肢キャスト）

5–1　long leg cast（長下肢キャスト，膝上キャスト）

　下肢全長のキャストは膝関節外傷，下腿骨骨折，広範な大腿挫傷などが対象になる。以前は膝関節内側側副靭帯損傷に cylinder cast が適応されたが，金属支柱による側方動揺性の防止，クロスベルトによる前後動揺性の防止機能を備えた dynamic brace が市販されるようになり casting は減少した。下腿骨骨折で荷重不可の症例にも PTB キャスト，ブレースが適応となり，荷重歩行が可能となった。近年長下肢キャストの適応は少ない。

症例1：8歳　女児　両下腿骨骨折

　学校で遊んでいてボールが当たって転倒受傷した。同日受診。右下腿前内側脛骨に沿って瀰漫性に腫脹，疼痛，傍骨性硬結（+）起立不能。

　X-P は右脛骨骨幹部らせん状骨折に右腓骨下1/3の骨折を伴う両下腿骨折である（**写真❶❷**）。大腿〜足にかけて水硬性キャストで固定した。4週後の X-P は脛骨の転位がむしろ増強し（**写真❸❹**），仮骨形成不良である。歩行が全くできない。水硬性キャストを切離して除去し，石膏キャストで PTB キャストに巻き替えた。膝関節の ROM 訓練を行い，全荷重歩行可，通学可能となる。4週で PTB キャストを外す（**写真**

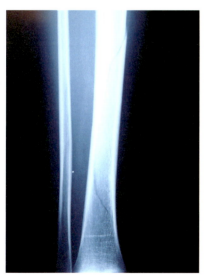

写真❶　受傷時，両下腿骨骨折（正面像）　　**写真❷**　同上（側面像）

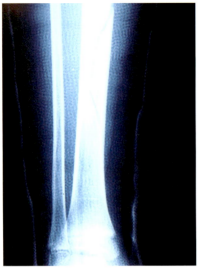

写真❸ 受傷4週転位増大，正面像

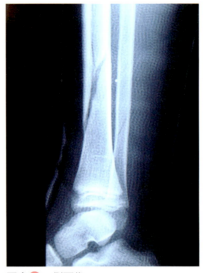

写真❹ 側面像

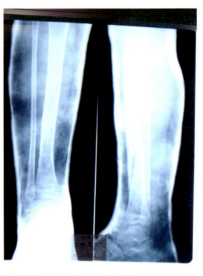

写真❺ PTBキャスト4週

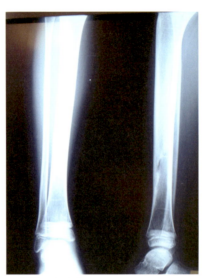

写真❻ 治癒像

❺)。受傷後3か月で骨癒合良好となり治癒とした(**写真❻**)。子供のキャストを外すには苦労する。水硬性キャストの切離に，超音波キャストカッターの借り出しはできなくなった。水硬性キャストではシーネ中心にできるだけ薄く巻いて対応する。PTBキャストの除去は親が温水中でギプス包帯を解きほぐすように外すのが一番よい。他に石膏キャストを用いて行う矯正キャストも外し方は同じである。PTBキャストは近年適応がごく限定されている。

症例2：14歳　男児　脛骨骨幹端骨折

体育の時間，サッカーのプレー中転倒，捻じって受傷した。雑音と疼痛あり，荷重不能となり，受診した。左下腿中枢1/4腫脹，皮下出血(++)。膝蓋骨跳動(−)，膝関節他動屈曲60°まで。X-P脛骨成長軟骨帯前方離解を伴った脛骨骨幹端骨折，転位軽度(**写真❼❽**)。膝上から足の長下肢キャスト固定とする(**写真❾**)。足関節背屈は可とする(**写真❿ab**)。キャストのまま靴を履くことができる(**写真⓫**)。キャストは着脱可能(**写真⓬**)であるから

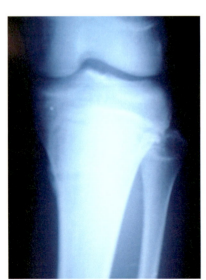

写真❼ X-P脛骨成長軟骨帯離開を伴う脛骨骨幹端骨折(正面像)

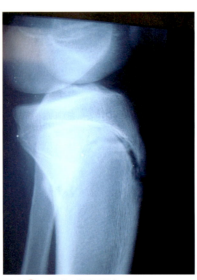

写真❽ 同上(側面像)

5-1 long leg cast（長下肢キャスト，膝上キャスト）

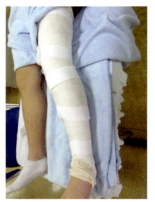

写真❾ 長下肢キャスト施行，5本のベルクロで固定

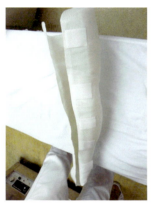

写真❿ キャストは内側開閉にする（外側でもよい）。反対側には割を入れる。可塑性と合わせヒンジとなる。

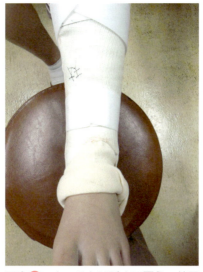

写真⓫ キャストは踵まで覆う。前足部は固定しない

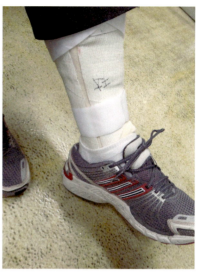

写真⓬ キャスト装着のまま靴を履くことができる。荷重の時期は症例により決める

日中ROM訓練を徐々に進める。受傷後4週キャストのまま杖なし歩行可となり，入浴中ROM訓練を行う。受傷後6週，キャストを外し，スクワット可，階段昇降改善。ウオーキングからエクササイズウオーキングへと進める。受傷後3か月ランニング可，X-P骨癒合良好，治癒とした。

one point advice

従来の2関節固定をすると症例1のように全く動きがとれない。水硬性キャストは強剛で，耐衝撃性があるため，早期より荷重できる。可及的に足関節の背屈だけは可としたい。荷重が全く不可であれば，早期よりPTB装具を選択する。開閉できるとシャワー，入浴可となる。

症例3：57歳　女性　脛骨骨挫傷＋前十字靭帯損傷

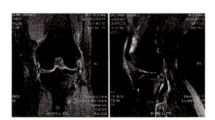

写真⓭ MRIでは，脛骨骨挫傷＋前十字靭帯損傷

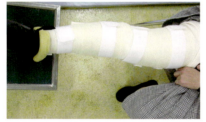

写真⓮ 長下肢キャスト施行，4本のベルクロで固定

交通外傷で左膝を打った。膝蓋前腫脹，皮下出血（＋），膝蓋跳動（＋），ROM 0〜60°側方動揺性（−），Lachman（＋）脛骨外果圧痛，叩打痛（＋）。MRIは脛骨外果背側主体に骨髄浮腫，骨挫傷ないし骨折，前十字靭帯損傷である（写真⓭）。long leg cast（cylinder cast）装着，足首上にスポンジを入れ当たらないようにする。カシメとベルクロで着脱可能にする（写真⓮〜⓱）。歩行可能となる。1週後入浴可。2週より可動域訓練を進めるが，2か月後キャスト除去。可動域の改善は徐々で，4か月後治癒した。

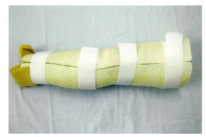

写真⓯ 長下肢キャスト，外側開閉

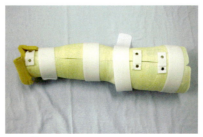

写真⓰ 長下肢キャスト，内側ヒンジ

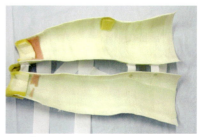

写真⓱ キャストを開いた内面

> **one point advice**
> 水硬性キャストではcylinderにするより踵まで覆って足関節を制動とする方が免荷にもなり，安定する。

long leg castの準備と実施

　ベッドをシートで被い，仰向けに寝せる。伸縮包帯10 cmあるいは13.7 cm幅を下肢全体に装着する（写真⑱⑲）。全長にわたり内側に2 cm幅糊付きフェルトを貼る（写真⑳）。足関節内果，腓骨頭に合わせて小孔を開け3 cm径の糊付きスポンジを裏返してテープで留めおく（写真㉑ab㉒ab）。腓骨神経麻痺を回避するためである。術者，助手はキャスティンググローブをつける。ポリエチレンシート上で下肢前後全長のギプスシーネ4層を作製する。後面のシーネは踵を越える（写真㉓）。ギプスシーネは水に浸さな

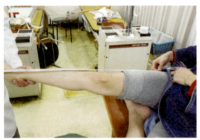

写真⑱　下肢伸展位をとり長下肢キャストの長さを測る

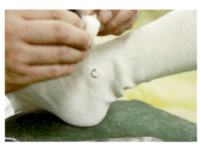

写真㉑a　頭，足関節内果に合わせてチューブ包帯に小孔をあけ

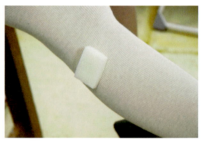

写真㉒b　3 cm角の糊付きスポンジを貼る

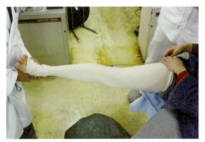

写真⑲　全長より長めにチューブ包帯で覆う

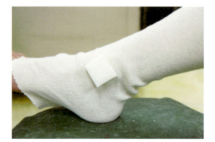

写真㉑b　3 cm角の糊付きスポンジを貼る

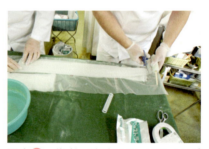

写真㉓　術者，助手はキャスティンググローブをつけ，ポリエチレンフィルムの上で2本のシーネをつくる。前面は足関節まで，後面は踵を越す。水硬性キャスト10 cm幅を使う。

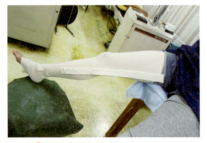

写真⑳　大腿内側（外側でも可）に2 cm幅の糊付きフェルトを貼る。ギプスカットを誘導する。

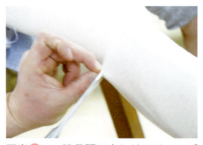

写真㉒a　腓骨頭に合わせてチューブ包帯に小孔をあけ

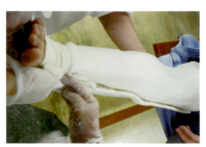

写真㉔　4層のシーネは水を通さず下肢前，後面にあてがう

5-1 long leg cast（長下肢キャスト，膝上キャスト）

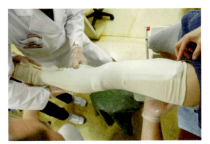

写真㉕ キャスト10cm幅を水に浸し，軽く水を切って上から巻き始める

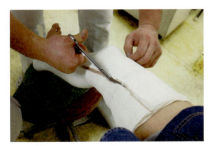

写真㉙ スプレッダーで開き，フェルトを引出し，ハサミでチューブ包帯を切離する

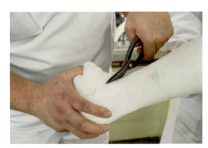

写真㉜ 足関節の背屈ができるように調整する

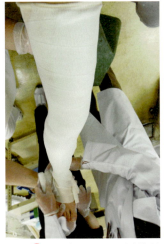

写真㉖ 最初は2周，以降は1/2層重ね巻する

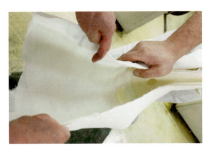

写真㉚ 可塑性があり，内側を開くだけでキャストを外せる

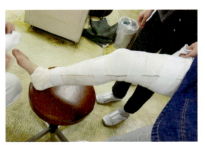

写真㉝ 新しいチューブ包帯をつけてキャストを装着する。ベルクロ4本で固定する

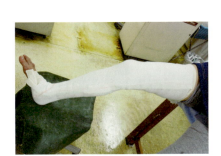

写真㉗ 足関節周囲までしっかり固定する。前足部は固定しない

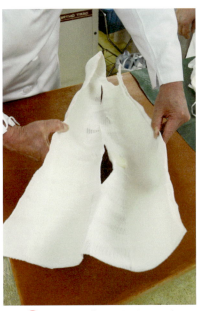

写真㉛ チューブ包帯を引きはがして外側壁に割を入れると外側はヒンジとなる

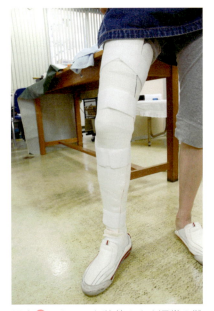

写真㉞ キャスト装着のまま通常の靴を履くことができる。荷重の可否は症例による

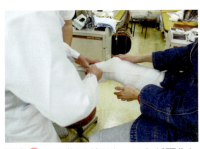

写真㉘ 20分ほどでキャストが硬化したら，フェルトに沿ってキャストをカットする

い（**写真㉔**）。助手にギプスシーネと肢位を保持するように指示する。中枢から水に浸した水硬性キャスト10cm幅を転がすようにして巻く（**写真㉕**）。巻き始め2周したら後は半層ずつ重ねて巻く（**写真㉖**）。足関節は前面を開ける。後面は足底をしっかり巻き込み，荷重できるようにする。前足部は固定しない（**写真㉗**）。

ギプスが硬化したら貼り付けて巻き込んだフェルトの上をギプスカッターで切る（**写真㉘**）。フェルトを引き抜きチューブ包帯を切離してギプスを取り外す（**写真㉙㉚**）。チューブ包帯をギプスからはがし（**写真㉛**）てから内面に当たるところがないかチェックす

る。足関節は背屈のみ可（写真㉜）として内転，外転，回旋は不可とする。新しいチューブ包帯あるいはタイツをつけて下肢ギプスを装着させる（写真㉝）。キャストの上から短い靴下を履いた方が靴を履きやすい。運動靴なら十分に履ける（写真㉞）。前，中足部が固定されていないので足を踏み出せる。全荷重歩行可能。内外の水硬性キャストは薄いが強さはあり，可塑性があるので着脱は容易にできる。閉じたキャストの保持にはベルクロを用いる。オスを両面粘着テープでギプス外側に貼り付けメスを1周するのが簡単である。手間をかけられれば，カシメで留めると使い勝手がよい。毎日着脱して自動運動訓練を徐々に進めると関節拘縮の発現を防止できる。荷重し靴を履くことができる。

> **one point advice**
>
> 開閉は内側，外側いずれからでもよい。反対側は割を入れ切り離さないでヒンジとする。

5-2　short leg cast（短下肢キャスト，膝下キャスト）

　膝下ギプスの適応は，足関節周辺の手術適応とならない骨折，足関節捻挫，足根骨間関節捻挫，中足骨骨折，足根骨骨折などである。最も汎用されるのは足関節捻挫（距踵関節捻挫を含む）に対してである。アキレス腱断裂に対するキャストは通常のshort leg castとは手法が全く異なるので，5-1-3項で改めて詳述する。PTBキャストは，近年ほとんど適応されなくなった。7-5節の「PTBブレース」を参照いただきたい。

症例4：48歳　女性　右足関節捻挫

　テニスのプレイ中に転倒して右足を捻じった。右足関節外側中心に腫脹，皮下出血中等度（写真㉟）。テロスストレス撮影でtalar tilt 16.1°前方引き出し（＋）（写真㊱㊲）。足関節捻挫Ⅲ度右足関節のshort leg castを施行（写真㊳㊴）。キャスティング直後より全荷重の上，スニーカーで歩行可とする（写真㊵㊶）。3週間後，屋内キャストを外す。1週後，屋外も除去，足底装具外側楔6°を挿入した（写真㊷）。2年8か月後，再びテニスプレイ中同側の足関節を捻じって受傷。現地でシーネ固定の上，来院した。X-P右足関節外果横骨折，右足関節をキャスティングする（写真㊸）。直後よ

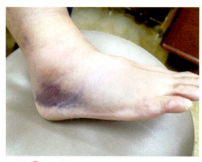

写真㉟　受傷直後，右足関節〜中足部の腫脹，皮下出血著明

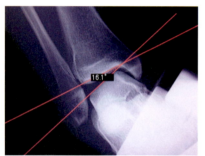

写真㊱　テロスによるストレス撮影，正面像 talar tilt 16°靭帯損傷著明

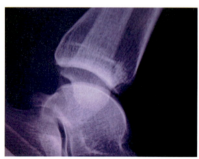

写真㊲　同上側面像，前方引き出し著明

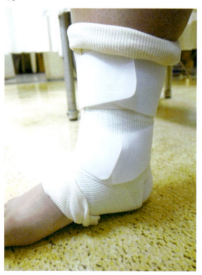

写真㊳　短下肢キャスト施行。下巻はチューブ包帯を使う。ハイソックスでも良い

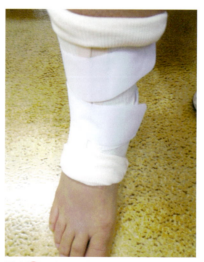

写真㊴　キャストはベルクロ2本で固定する。前，後正中で開閉する

5-2 short leg cast（短下肢キャスト，膝下キャスト）

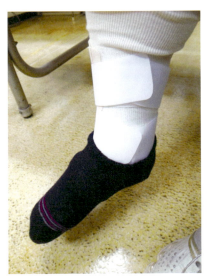

写真⓼ キャストの上に短い靴下を履くと靴の着脱がスムースになる

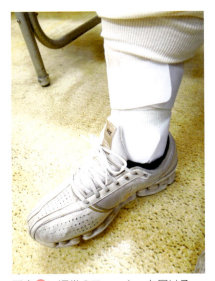

写真㊶ 通常のスニーカーを履ける

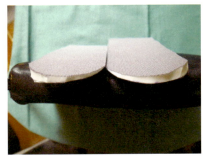

写真㊷ キャスト除去後，ソルボセーン外側楔6°を用いる

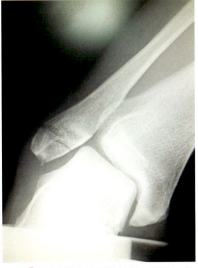

写真㊸ 足関節外果横骨折，膝下，短下肢キャスト施行

り全荷重歩行可。4週後夜間除去，5週，屋内除去。6週，屋外除去，6°外側楔を靴内に挿入する。10週，X-P骨癒合（+），早足歩行からジョギング，サイドステップ訓練へ移行した。

one point advice

外果骨折ではシーネを心持ち前方へセットすると足関節をより制動する。患肢はやや外旋位にすると歩きやすい。

症例5：38歳　男性　足関節脱臼骨折

バスケットボールのプレイ中受傷して来院した。右足関節の腫脹著明，内反底屈痛強い。X-Pで右腓骨下1/4に斜骨折あり，転位はほとんどない。脛腓関節は離解し，足関節内側関節裂隙は拡大する（写真㊹㊺）。足関節脱臼骨折である。short leg castを施工す

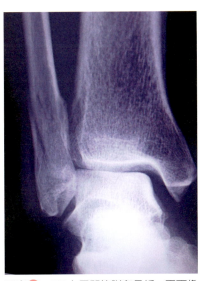

写真㊹ X-P 右足関節脱臼骨折，正面像

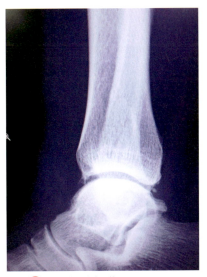

写真㊺ 同上　側面像

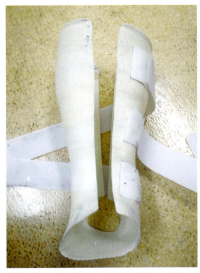

写真㊻ 短下肢キャスト施行，通常より高く膝下から固定する。正面

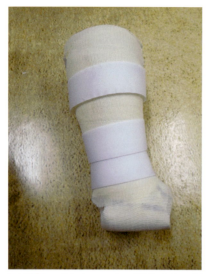

写真㊼ ベルクロ3本で固定する。側面

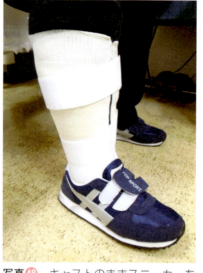

写真㊽ キャストのままスニーカーを履く。全荷重は不可

る。膝下から固定する（写真㊻㊼）。前脛腓靱帯損傷では靴を履けるが（写真㊽），全荷重は不可である。治癒に2か月あまり要した。

one point advice
足関節脱臼骨折ではシーネを長くして前方に引き寄せキャスティングすると固定性がよい。

症例6：11歳　女児　腓骨外果成長軟骨帯離開

ランニングをしていて足首を内側に捻じり転倒，受傷した。体重46kg 年齢より大きい。関節弛緩度テストはゆるい。右足関節外側中心に腫脹，皮下出血あり（写真㊾），腓骨外果成長軟骨帯に限局した圧痛がある。X-Pテロスストレス撮影でtalar tilt増大，外果成長軟骨帯はやや広い（写真㊿51）。右腓骨外果成長軟骨帯離開と診断し，short leg castを施行。通常通り，前後面に全長にわたり割を入れ着脱しやすくする（写真52 53）。キャストの上から靴下を履くと靴を履きやすい（写真54）。体育水泳の時間は，下巻を外してキャストを装着のまま泳が

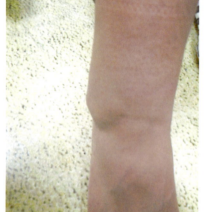

写真㊾ 右足関節外果中心に腫脹，皮下出血中等度

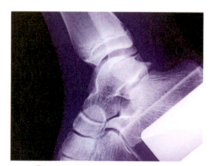

写真51 同上，側面像，臨床所見から腓骨外果成長軟骨帯離開と診断

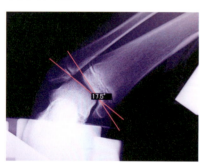

写真50 テロスストレス撮影で健側に比して不安定性あり　正面像

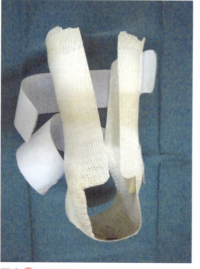

写真52 短下肢キャスト施行前後正中で開く（後面）

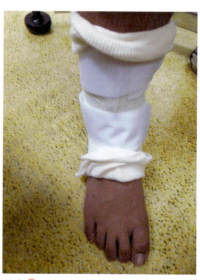

写真53 キャスト装着。ベルクロ2本で固定する

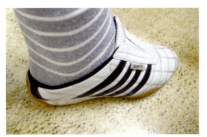

写真54 キャストを装着して靴下を履き，いつものスニーカーを履く

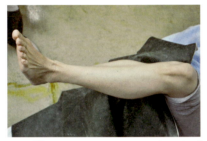

写真55 仰臥位をとり腱側膝を曲げる。ゴム布をかけ，患肢を腱側膝の上に載せる

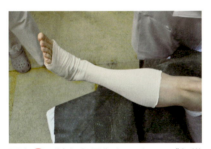

写真56 膝から足先までチューブ包帯を長めに被せる

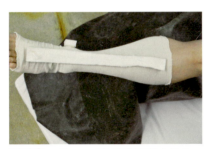

写真57 チューブ包帯前面正中に2cm幅のフェルトを貼る。

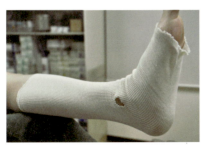

写真58 足関節内果に小孔を開ける。2cm角の糊付きスポンジを裏返しにつける

せた。

> **one point advice**
> キャスト装着してプール可とできる。

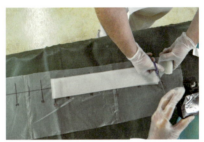

写真59 グローブをつけ，ポリエチレンフィルムの上でシーネを作製する。通常の短下肢キャストでは45cmにする

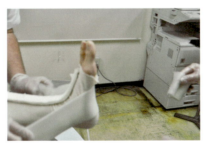

写真60 シーネは4層で水を通さない。シーネの両端を持って踵からあてがい，内外対称に上方に伸ばす

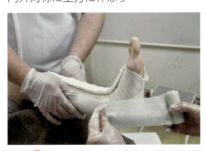

写真61 助手はシーネを引っ張りながら保持する。術者は内果から，巻き始める

short leg cast の準備と実施

患者をベッドに寝せて患肢を上に足をクロスさせる。ゴム布などで濡れないように保護する（写真55）。綿100％伸縮チューブ包帯7.5cm幅をギプス固定範囲よりも長めに装着する（写真56）。チューブ包帯前面に準備しておいた2cm幅糊付きフェルトを貼り付け（写真57），ギプスカットのラインとする。足関節内果に小孔を開け，糊付きスポンジを裏返しにテープで留める（写真58）。ギプス固定後，苦情の出やすい部位である。患者に，膝を曲げると足首を立てやすいことを教えておく。足は内反底屈位をとりやすい。やや外反，背屈位の保持に協力してもらう方がよい。通常の足関節捻挫（外側靱帯断裂）では足関節外反，軽度背屈位で断裂靱帯の断端が最も近寄り修復しやすいからである。

術者と助手はキャスティンググローブをつけ，ポリエチレンシートの上でギプスシーネを作製する。身体の大きさに合わせて7.5cmか10cm幅の水硬性キャストを選択する。シーネの長さは通常の捻挫であれば45cm，4層（写真59）で足りるが，症例によっては必要に応じて膝下まで伸ばす。シーネは水に浸さない。早く硬化を起こさせないためである。

助手はギプスシーネの両端を持って足底から内外均等にあてがい保持する（写真60）。その間患者さんの足の肢位にも注意を払う。余ったギプスを水に浸し，取り出したら水を切って内果から巻き始める（写真61）。足を外反位に保ちやすいからである。ギプスは浮かせないように転がして巻き，よく撫でることである。途中ギプスが浮き上がるようであれば

第5章 lower limb cast（下肢キャスト）

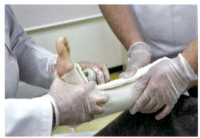

写真⑫ 足首を2周巻いたら1/2層重ねて巻き上がる

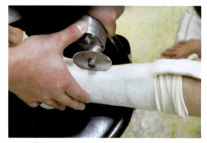

写真⑰ 20分ほどでキャストが硬化したらフェルトの上をカッターでカットする

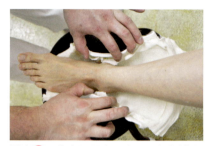

写真⑳ 左右に開き，キャストを外す

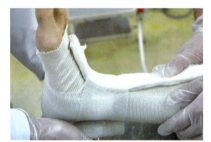

写真⑬ 巻き余れば巻き下ろせばよい

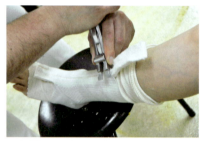

写真⑱ スプレッダーで左右に開く

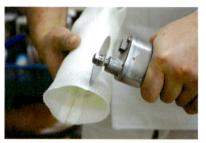

写真㉑ 外したキャストの後ろ正中をカットする。硬化してからも可塑性で容易に開閉できる

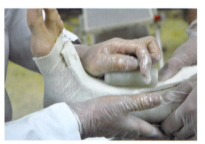

写真⑭ キャストは浮かさないように転がすように巻く

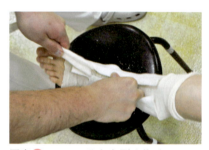

写真⑲a フェルトを引き抜く

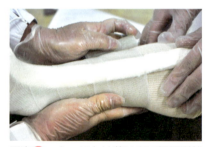

写真⑮ キャストは薄いので層間剥離が起こらないように留意し，よく撫でる

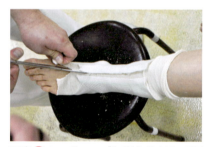

写真⑲b チューブ包帯をハサミで切離する

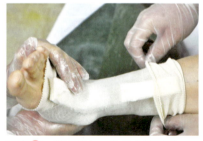

写真⑯ 巻き終わったら上端のチューブ包帯を軽く反転してキャスト断端を強化する

ハサミで割を入れ，層間剥離が起こらないようによく撫でておく（写真⑫〜⑮）。ギプスを巻いている間に足を動かされるのが一番困る。層と層がつかないままになるからである。注意してもらう。

ギプスを巻き終わったらチューブ包帯の上端を軽く折り返しておくと断端の補強になり当たりにくくなる（写真⑯）。足関節の固定にはギプス1巻で足りる。巻き終

わると熱が出てギプスが固まる。冷えてきたらギプスの切り時である。前面に貼ったフェルトの上をカッターで切る（写真⑰）。スプレッダーで左右に開き（写真⑱），フェルトを引き出す（写真⑲a）。次いでその下のチューブ包帯を切離し（写真⑲b），キャストを外す（写真⑳）。ギプスの内側からチューブ包帯を剥がす。巻き終えてから30分位の内に剥がさないとチューブ包帯が固着するので注意する。取り出したキャストの後ろの正中をカッターで切離し左右に開く（写真㉑）。キャストに強度，可塑性があり壊れにくい。他に内側の当たるところはないかチェックし（写真㉒），断端が当たる部分を修正しておく。キャストの上下端は当たりやすい。断端をペンチで柔らかくしておくのもよい（写真㉓）。

新しいチューブ包帯をつけキャストを装着する。キャストを左右に大きく開き，足先を立てて踵か

5-2 short leg cast（短下肢キャスト，膝下キャスト）

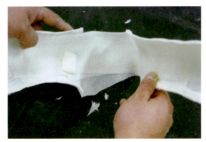
写真⓻ キャストを開き内面の当たる部分を確認修正する

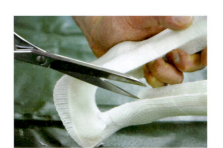
写真⓽ 断端のとがった部分を切除する

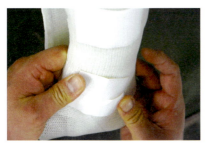
写真⓾ ベルクロオスを両面テープでキャストの外壁に貼り付ける

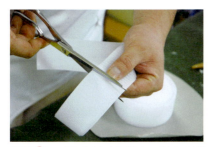
写真㊄ ベルクロメスをキャスト1周する長さで切る

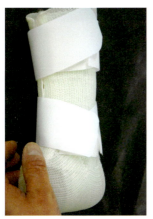
写真㊅ 短下肢キャストは2本のベルクロで固定し，完成する

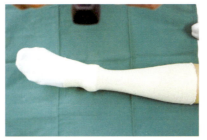
写真㊆ 新しいチューブ包帯を付け替える（ハイソックスでよい）

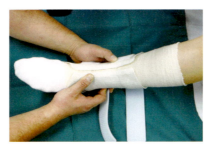
写真㊇ キャストを装着する

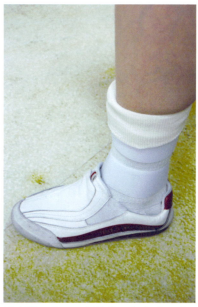
写真㊈ キャスト装着のままパンプスを履ける

ら落とし込むように足を入れると装着しやすい。キャストの上から履こうとしたり，足先を下げたまま履こうとしても無理である。キャストの保持にはベルクロを使う。オスの裏面に両面粘着性のテープをつけキャストの外壁に固定し（写真㊃），メスを1周して留める（写真㊄）。2回締め直してキャストの前後が開かないことを確かめる。ベルクロは上下2か所固定する（写真㊅㊇）。

キャストを固定して日を置かず緩みが出てくる。ほぼ全例である。左右重なった部分を切除して調整した方がよい。ゆとりがあると固定性が悪くなり当たりやすくなる。やむを得なければ左右重ねたままでも凌げる。

筆者の固定法であれば，キャストにより足の長さは変わらず幅も非常に薄いので，スニーカーなら容易に履ける（写真㊈）。紐靴ではまず紐を解く。左右の最初の穴を通してからクロスして最後の穴を通すと前が十分に開き履きやすい。革靴でも紐靴であれば同じよ

うにクロスさせると履ける方が多い。靴は入りにくくとも入ってしまうと案外ゆとりがある。工夫していただきたい。キャストの上に薄い靴下をはくと靴の脱ぎ履きが楽になる。

キャストの下巻になるチューブ包帯は希望があれば長めに2〜3本渡しておく。洗濯した後は引き伸ばして干すのがコツである。スポーツ用の綿の長靴下があれば十分である（写真㊆）。毎日交換すればよい。夏場は綿の長靴下の前足部を切り取って風通しをよくする。いずれにせよ，通常の靴を履いて松葉杖を使わないメリットは計り知れない。傘がさせるし，荷物を手にできるのである。通学，通勤，営業が楽にできる。旅行も支障なく行けるのである。

キャストの管理上，シャワーは毎日可である。夜間の除去は症例次第で決める。捻挫の場合，通常キャストの固定期間は屋外3週，屋内1〜2週，屋外はその後足底外側楔6°を靴内に敷く，1月使うことを薦めている。

キャストシューは通常用いない。キャスティングすると，患肢片側起立が可能となる。歩行は患肢に長く荷重し，腱側の足をなるべく前に出す。患肢はついて来れば跛行はなくなる。一般に，患肢を前に出して荷重せず，腱側荷重のまま歩こうとするから跛行となる。逆である。分かりにくければ，患者に患側荷重のつかまり立ちをさせると痛みが出ないので患肢に十分荷重して歩けることを理解してもらえる。

階段を下りるときは，患肢を先に下ろしてから腱側を下ろす。1段ずつである。他の人が通り過ぎてから降りないと危ない。上りは健側が先で1段ずつである。交互に昇降するのはギプスを外してからがよい。

one point advice

通常，足関節固定では7.5cmあるいは10cm幅の水硬性キャスト1巻ですむ。症例により高さを増す。

5-3 Achilles tendon rupture cast（アキレス腱断裂のキャスト）

アキレス腱断裂の治療法には「アキレス腱断裂のガイドライン」に記載されているように手術療法と非手術療法がある。

筆者は，アキレス腱断裂に対して，20年前までは手術療法をとっていたが，非手術にしてからキャストと装具を組み合わせると結果は全く遜色ないため保存的方法をとっている。アキレス腱断裂の手術は断端を寄せるだけで治癒機転には何ら役立ってはいない。治療期間が短縮するわけでもない。

患者を高めの台に座らせ，下垂した足の底屈を少し強めるだけで断端同士が最も寄り手術と同一の効果が得られることが案外知られていない。通常，腱断裂新鮮例に手術，入院の要はない。軽業就労可である。

筆者のアキレス腱断裂に対するキャストの期間は4週としてアキレス腱補高装具に移行する。保存的療法でもキャストの期間を1週とする術者がおられる。筆者は，断裂断端同士を最接近させる位置のキャスト保持は4週がより安全な期間と考える。キャスト後の装具に背屈制限装具を作製する方もある。7章に述べる補高型装具は安定しているが，どの型でなければならないことにはならない。各自工夫されてよい。キャスティング直後よりなるべく全荷重とする。装具に移行しても同様であり，下肢筋力の低下は防止できる。注意したいのは，装具着脱時の不用意な荷重による再断裂である。

A. 症例

症例 7：56 歳　男性

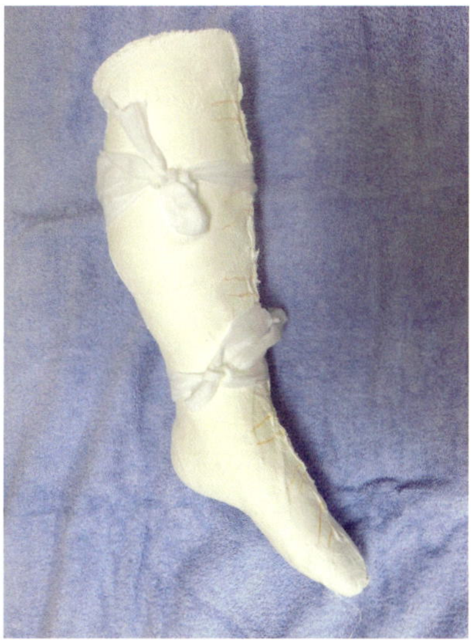

写真80　まず補高装具モデルを作成する

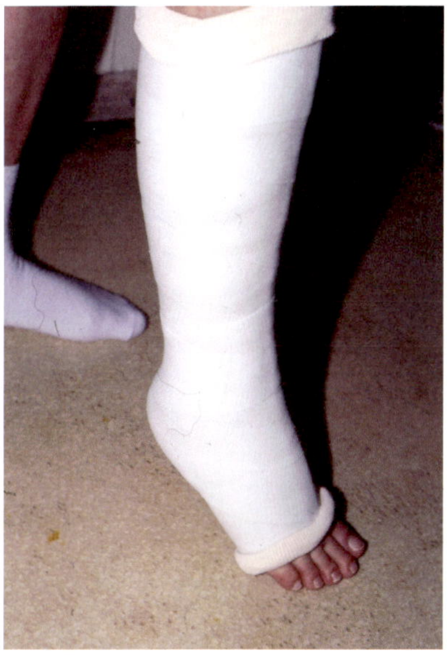

写真81　膝下キャスト固定，当初は足先を覆わなかったが，足先までキャストで覆うと荷重できる

昨日，立ち上がって急にけり出そうとして痛みが発現した。つま先立できない。右アキレス腱筋腱移行部に陥凹，圧痛あり，皮下出血なし。Thompson test（+）。まず，アキレス腱装具のギプス採型を行い（**写真80**），次いで膝下キャスティングを行う（**写真81**）。とりあえず両松葉杖歩行とする。2 週間後，キャストを開き，装具の仮合わせを行う。4 週間後，アキレス腱装具を装着する。慣れると松葉杖は 2 本から 1 本へ，さらに不要となる。装着してきたキャストは夜間，入浴時に使用する。毎週，装具補高のステップを 1 段ずつ外す。装具を取り外すまでに 2 か月を要する。

one point advice

キャストは足を下垂位より強めて固定する。断裂断端が最も近寄るからである。

症例 8：54 歳　男

5 年前に右アキレス腱断裂の既往あり，手術を受けている。今回，バスケットのプレー中，急に反対側アキレス腱に雑音，疼痛出現し，歩けなくなった。来院時，左下腿 1/3 後面腫脹，皮下出血（++），アキレス腱筋腱移行部に陥凹，圧痛（+）Thompson test（+）。今回は，手術を希望せず。症例 7 と同じく，まずアキレス腱装具のモデルを採る。次いで膝下キャストを施行（**写真82**），キャストは足先までしっかり固定する。以降の経過は前例に準ずる（**写真83**）。

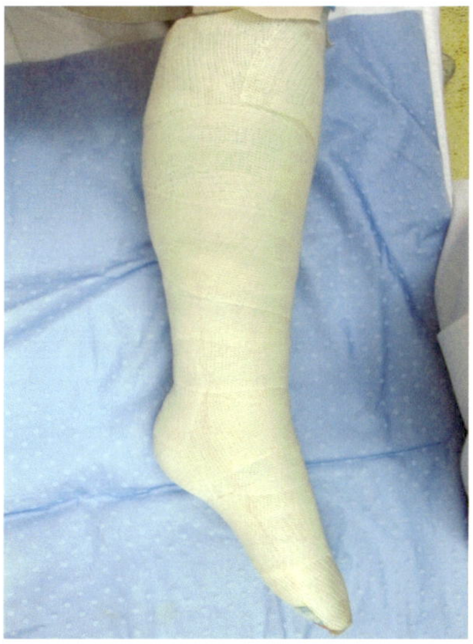

写真82　足先までキャスト固定，荷重歩行可

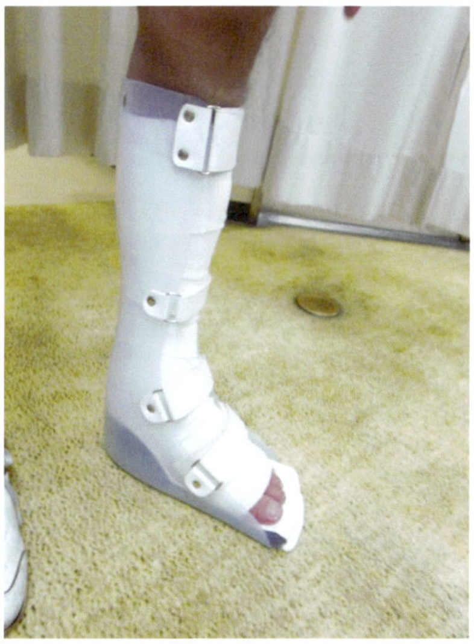

写真83　キャスト固定 1 か月後補高装具へ移行

one point advice

手術，非手術との治癒期間は変わらない。

Achilles tendon cast の準備と実施

まず，アキレス腱断裂用の歩行装具を採型する。採型したモデルのキャストを外した後，患肢についた石膏を洗い流して乾燥させ，次の水硬性キャスト固定に移る。

巻頭から述べている通り，筆者は水硬性キャストの下巻に綿包帯を用いない。しかし，例外が2つある。その1つがアキレス腱断裂のキャストである。キャスティングしてから装具仮合わせまでの2週間，仮合わせ後から装具完成までの2週間キャストを着脱できないからである。もう1つの例外は4-1-2項で述べたsugartongs type cast である。

2裂綿包帯を膝からしっかり巻く（**写真84 85**）。足の内反，内転，変位が起こりやすい。注意して保持する。足は力を抜いた下垂位より底屈位を強めるとアキレス腱断裂上下端が最も近づく。この肢位を保てば膝上のキャストは不要で膝下からの固定で足りる。

術者，助手はキャスティンググローブをつける。体格により水硬性キャスト7.5 cm幅あるいは10 cm幅を用意する。ポリエチレンシートの上でギプス前面のシーネを作製する。前面のシーネは趾先を越える長さが必要である（**写真86**）。4層の厚さでよい。シーネは水に浸さないで綿包帯の上に当てる（**写真87**）。早く固まらないためである。助手に前述の足底屈位を保持するように指示する。水硬性キャストを水に浸して膝下

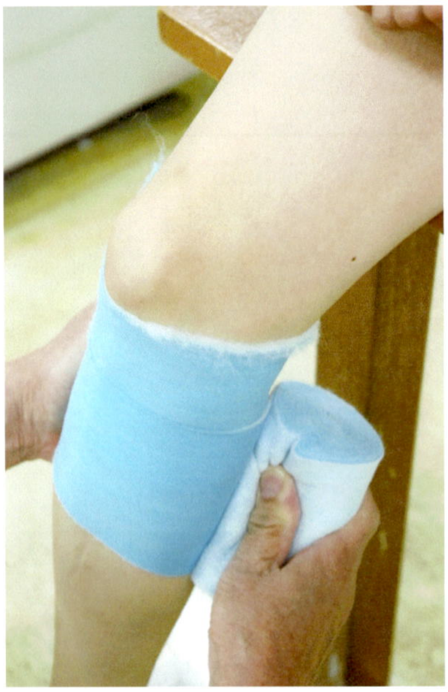

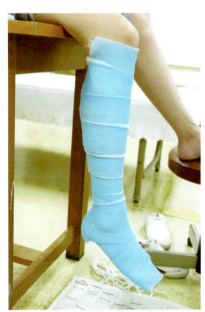

写真84 綿包帯を膝下からしっかり巻く

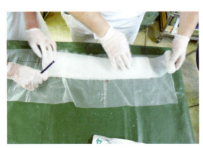

写真85 趾先まで巻く

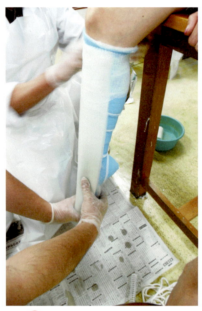

写真86 シーネを作製する。趾先を越える長さとする

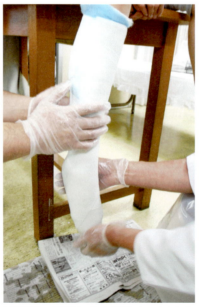

写真87 シーネは水を通さずに下腿前面に当て趾先を越す

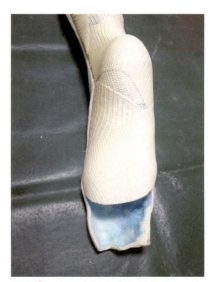

写真88 膝下から水硬性キャストを2/3層重ね巻下ろす

写真89 シーネは趾先を越えてセットする

5-3 Achilles tendon rupture cast（アキレス腱断裂のキャスト）

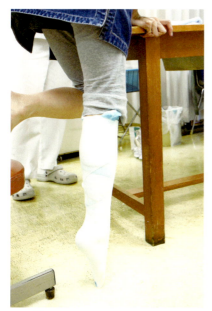

写真⑩ 趾先を越えたシーネはしっかり硬化させて荷重に耐えられるようにする

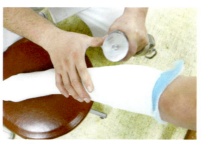

写真⑬ キャストの内，外側をギプスカッターで切り

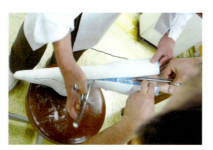

写真⑭ スプレッダーで開きつつ綿包帯を切離する

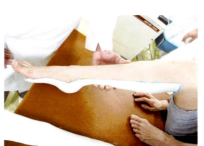

写真⑮ ギプスシャーレを取り外す。足は下垂したままで装具の仮合わせを済ませる

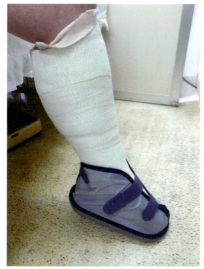

写真⑪ 屋外はキャストシューを履く

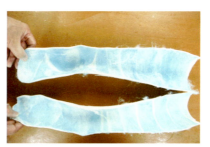

写真⑯ 取り外したシャーレから綿包帯を可及的取り除く

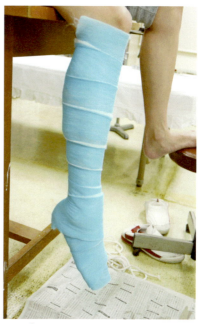

写真⑰ 患肢を下垂したまま洗浄し新たに綿包帯を巻き

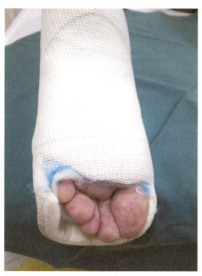

写真⑫ 足先は趾の基部を十分に出して清掃できるように配慮する

から巻き始める。浮かさないようにしっかり転がして巻き，よく撫でて層間剥離が起こらないようにする。趾尖を越えたシーネはしっかり硬化させ荷重に耐えられるようにする（写真⑧～⑩）。つまりバレリーナのつま先立ちのように趾先で全荷重するのではない。強剛性，耐衝撃性に強い硬化した

キャストが荷重を受けることになる。前足部をキャストで覆わないと歩行時，趾が荷重を受けることになり，背屈してキャストにあたり痛みのため荷重できない。MTP背側にフェルトを入れても解決しない。キャスティング当初は歩行に松葉杖を必要としても慣れると日を経ず患肢に全荷重で杖なし歩行可能となれる。キャストシューを用意する（写真⑪）。キャストを巻き終わったら腹臥位で膝関節が屈曲可能となるように余分な部分を切り取る。腓骨頭は腓骨神経マヒを防ぐ。趾裏は基部までなるべく広く開ける（写真⑫）。キャスト装着中，アルコール綿で趾間を清潔に保つ。2週間後キャストの左右をギプスカッターで切離し（写真⑬），キャストを外す（写真⑭⑮）。

作製途中の装具の仮合わせをする。キャストの中の綿包帯は可及的に取り除き（写真⑯），新たな綿包帯をしっかり巻き替え（写真⑰），plaster shell（シャーレ）を閉じ，水硬性キャスト1巻で再固

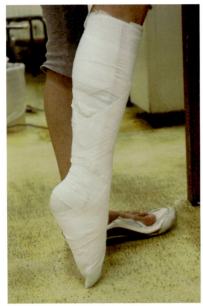

写真98 前後のシャーレを合わせてキャスト1巻でしっかり再固定する。直後再荷重可

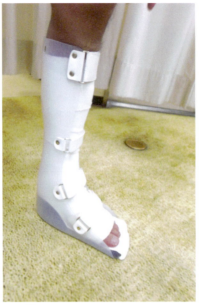

写真99 仮合わせの2週後,再度シャーレにして完成した歩行装具に移行する

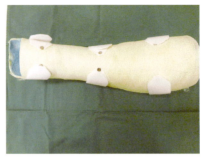

写真100 除去した前後のシャーレはベルクロで繋ぎ,夜間,入浴時に用いる。(外面)

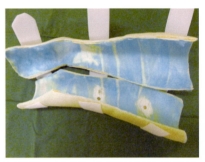

写真101 (内面)歩行装具使用期間中は,キャストを併用した方がよい

定し(**写真98**),歩行可とする。2週間後,キャストをカットして外し完成した歩行装具に移行する(**写真99**)。以後,取り外したシャーレは入浴中,あるいは夜間装着用とし,ベルクロをカシメで留め着脱を容易にする(**写真100 101**)。シャーレは濡れれば水を切ってタオルで荒く拭きドライヤーで乾燥させればよい。ブレースに移行するまでのシャーレの内側には綿包帯が薄く張り付いているため

乾燥させにくければキャストを新たに無褥で更新し,開閉できるようにしてもよい。以降の経過は7-4節「Achilles tendon brace」に続く。

one point advice
綿包帯をしっかり巻かないとしっかりしたキャストは巻けない。

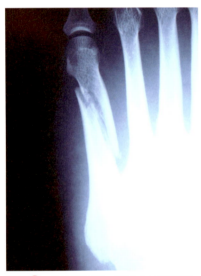

写真102 X-P 受傷時,第5中足骨骨折,(正面像)

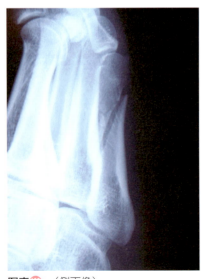

写真103 (側面像)

5-4 shoe type cast(靴型キャスト)

靴型キャストの適応は手術適応とならない中足骨や足根骨骨折,足根骨骨挫傷(不全骨折),足根骨間関節捻挫,足挫傷,凹足,偏平足,足底腱膜炎,踵骨棘,モルトン病などである。

症例9:45歳 男性 第5中足骨骨幹部斜骨折

サッカーのプレイ中に左足を捻じって受傷した。

左足外側中心に腫脹,皮下出血著明,内反痛強い。X-P 左第5中足骨骨幹部斜骨折である(**写真102 103**)。骨癒合が遷延しやすいの

で手術を勧めたが希望せず,靴型キャストで固定した。足底,特に外側縦のアーチをよくモデリングした(**写真104**)。杖不要,全荷重でサンダルを履け,日常生活に支障がないのでほぼ満足した。1か

5-4 shoe type cast（靴型キャスト）

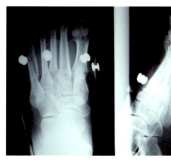

写真⑭ キャスト装着．足のアーチを保つ．水硬性キャストのX線透過はよい

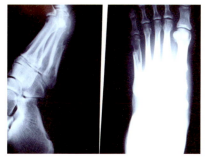

写真⑮ X-P 骨癒合良好．受傷後3か月

月後の転位は増強したが，その後は進展せず，徐々に骨癒合は改善し（写真⑮），3か月で屋内除去，4か月で屋外除去した．

one point advice
大型のサンダルを履いて屋外の活動に全く支障がない．

症例10：73歳　女性　第3，4，5中足骨骨頭下骨折

痙性四肢マヒあり，他合併症が多い．屋内でつまずいて受傷した．前医救急で膝下プラスティックキャスト施行．X-P 第3，4，5中足骨骨頭下骨折あり，転位軽（写真⑯）．shoe type cast 施行（写真⑰〜⑳）．3，4，5趾は足底の受けを作る．手指不自由のためキャストを着脱しやすく細工する．屋内歩行可．キャストシューズで屋外歩行可（写真㉑）．

one point advice
痙性四肢マヒあり，着脱を楽にした．

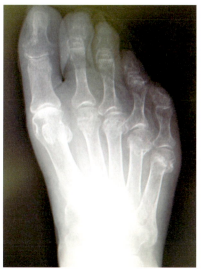

写真⑯ X-P 第3,4,5中足骨骨頭下骨折

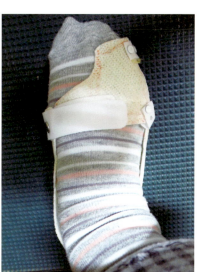

写真⑱ キャスト装着正面

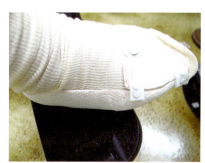

写真⑳ 着脱しやすく工夫

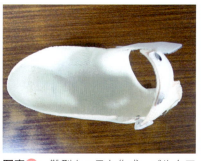

写真⑰ 靴型キャスト作成．ベルクロで着脱する

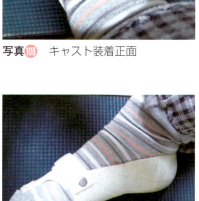

写真⑲ 側面

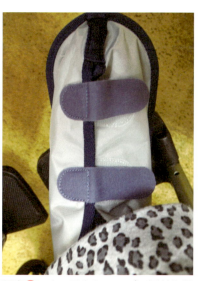

写真㉑ キャストシューズで屋外歩行可

第5章　lower limb cast（下肢キャスト）

症例11：52歳　男性　第5中足骨骨折

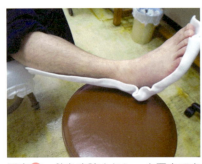

写真⑫　救急病院よりシーネ固定で来院した

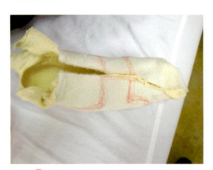

写真⑭　キャストを外した直後，正面

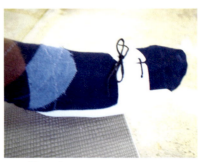

写真⑯　ポンチで穿孔し，紐を通して縛る

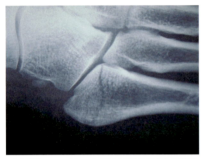

写真⑬　X-P 第5中足骨骨折（ゲタ骨折）

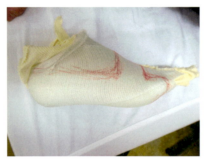

写真⑮　側面

仕事中に右足を捻じって転倒，受傷した。救急で他院を受診し，膝下のプラスティックシーネの処置を受け，両松葉杖で来院した（写真⑫）。X-P 第5趾基底部の定型的ゲタ骨折である（写真⑬）。shoe type cast を施行（写真⑭⑮⑯）。松葉杖なしで歩行可となる。とりあえずキャストシューで帰し，帰宅後スニーカーに履き替えるように指示する。受傷後1か月の海外旅行もキャストのまま行けた。

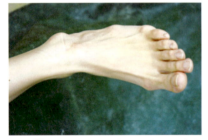

写真⑰　ベッド上に寝る，健側の膝を立て，患肢を載せる

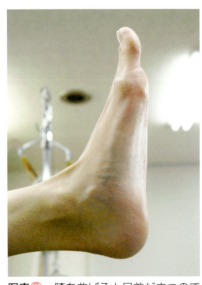

写真⑱　膝を曲げると足首が立つので巻きやすい

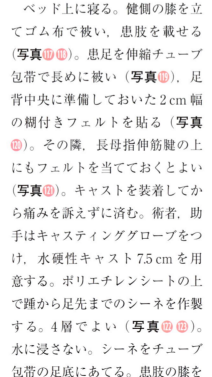

shoe type cast の準備と実施

ベッド上に寝る。健側の膝を立てゴム布で被い，患肢を載せる（写真⑰⑱）。患足を伸縮チューブ包帯で長めに被い（写真⑲），足背中央に準備しておいた2cm幅の糊付きフェルトを貼る（写真⑳）。その隣，長母指伸筋腱の上にもフェルトを当てておくとよい（写真㉑）。キャストを装着してから痛みを訴えずに済む。術者，助手はキャスティンググローブをつけ，水硬性キャスト7.5cmを用意する。ポリエチレンシートの上で踵から足先までのシーネを作製する。4層でよい（写真㉒㉓）。水に浸さない。シーネをチューブ包帯の足底にあてる。患肢の膝を曲げると患足を起こせるのでキャスティングしやすい。助手にシーネごと保持させる。水に浸したキャストを前足部から巻き始め（写真㉔），踵は巡るように巻く（写真㉕）。足穹窿部のアーチをしっかりモデリングする。水硬性キャストは1巻で足りる。キャストは硬度があるからなるべく薄めに仕上げる。巻き終わったら赤鉛筆で不必要部をマークする（写真㉖）。チューブ包帯を折り返すと後足部のキャストが補強され当たらなくなる（写真㉗）。キャストが硬化したら足背中央フェルトの上をギプスカッターで切る（写真㉘）。チューブ包帯を綿包帯ハサ

5-4 shoe type cast（靴型キャスト）

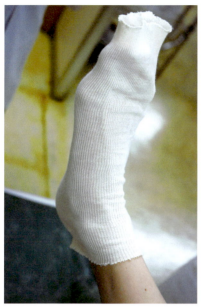

写真⑲ チューブ包帯を長めに被せる

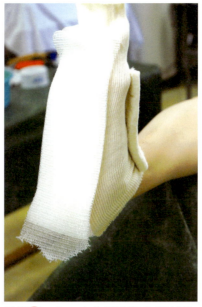

写真⑫ シーネを足底にあてがう．シーネに水は通さない

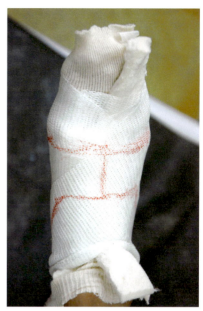

写真⑫ 巻き終わったら不要の部分を赤鉛筆でマークする

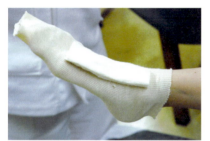

写真⑳ 足背中央に糊付きフェルトを貼る

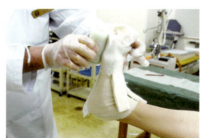

写真⑭ 前足部からキャストを巻く，薄めでよい

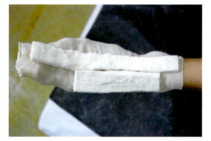

写真㉑ 中央のフェルトの隣り長母趾伸筋腱の上にフェルトを貼る

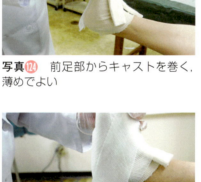

写真⑮ 踵はキャストを巡るように巻く

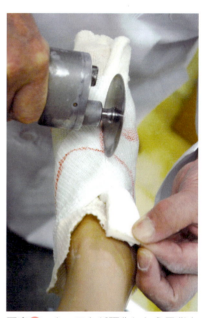

写真㉘ キャストが硬化したら足背中央フェルトの上をカッターで切る

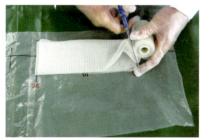

写真㉒ ポリエチレンフィルムの上で踵から足先までのシーネを作製する

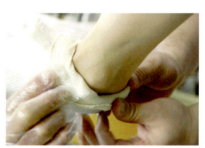

写真㉖ 後足部はチューブ包帯を折り返すと補強され，当たらなくなる

ミで切離し（**写真⑲**），キャストを外す．チューブ包帯をキャストから引き剥がす（**写真⑳**）．マークした部分をギプスカッターで切離する（**写真㉛ab**）．前足部足底はMTPまで切り離す．足底断端が当たらないように断面を斜めに削いで段差をなくす．趾は自由に動かせるようにする．キャストの前足部にポンチで孔を開け（**写真㉜～㉞**），紐を通して結び（**写真**

第 5 章　lower limb cast（下肢キャスト）

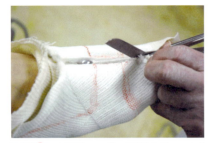

写真⑫㉙　スプレッダーで開きチューブ包帯を切る

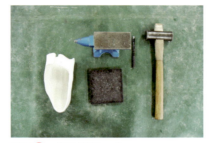

写真⑬㉝　穿孔道具一式

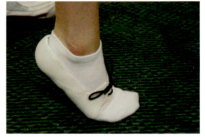

写真⑬㊱　靴下を履いてキャストを装着する

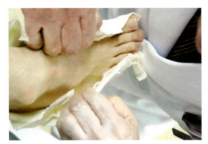

写真⑬㉚　キャストを外し，チューブ包帯をキャストから引き剥がす

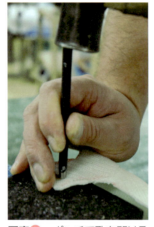

写真⑬㉞　ポンチで孔を開ける

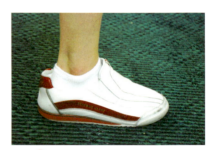

写真⑬㉟　キャストのまま靴を履くことができる。

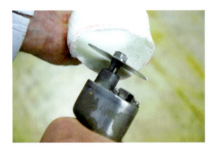

写真⑬㉛ a

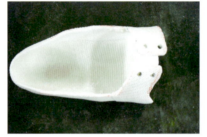

写真⑬㉟ a

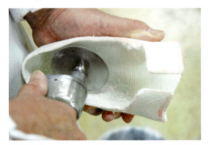

写真⑬㉛ b　キャストの辺縁，内面の当たる部分を修正する

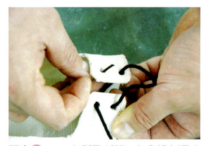

写真⑬㉟ b　4か所孔が開いたら紐を通す

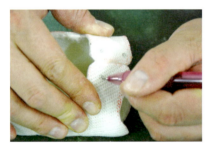

写真⑬㉜　キャストの前部にひもを通す孔をマークする

⑬ab），キャストの着脱を容易にする。当たる部分を修正し，靴下の上にキャストをつける（写真⑬㊱）。キャストの上に薄い靴下を履くと靴を履きやすい。

キャスティングしてから30分もすれば荷重可となる。キャストの前後長は足の長さより短く，左右幅も非常に薄いのでキャストの

まま靴を履ける（写真⑬㉟）。靴を履くと安定し歩きやすくなる。靴は履きにくくても履いてしまうと案外ゆとりがある。靴にはつま先に（殺し）隙間があるからであろう。スニーカーであれば紐を外し，内，外の最初の穴を通してクロスして最後の穴を通すと前の部分が開くので履きやすくなる。キャストをなるべく靴先に押し込むと踵が入りやすい。靴の踵は踏み潰さないように注意する。靴底のシートを外せればなお履きやすくなる。ハイヒールを履いているなどやむを得ないときはキャストシューを使う。

　靴型キャストは屋内外で装着する。当初はシャワー，入浴時のみキャストを外せるが，症例次第では夜間も外すことができる。骨癒合など局所の状態が改善してくれば屋内でのキャストを外す。屋内では10 m以上歩き続けることは少ない。負荷をどの位かけられるかである。屋内でキャストを外せるようになったら靴型キャストの

上部を切離し，foot in sole（足底板）にする。辺縁が当たらないように削る。屋外で靴の下敷きとして使う。長距離歩行が安定するまで使用した方がよい。

> **one point advice**
> キャストの上に薄い靴下を着けると靴の着脱がさらに容易になる。

5-5　foot in sole（足底板）

症例12：80歳　女性　外反母趾，開帳足，外反扁平足

両外反母趾，両開帳足，両外反扁平足，両第5趾MTP足底に胼胝形成あり。疼痛を訴えるため水硬性キャストで足底板を作製し（**写真138**〜**141**），靴内に使用したところ痛みは半減した。装具作成の前にキャストの足底板を試みてもよい。

通常，足底挿板は靴型キャストの延長上に作製する（**写真142**〜**146**）。足底板を単独に作製するときは，対象疾患により工夫が必要である。扁平足，モルトン病には足の縦アーチのほか，横アーチの保持が必要である。キャスティングのとき硬化するまで施術者の母指を足底MTPの中枢凹みの部分に当てておく（**写真147**）。足穹窿部の前外側に当たる。足底装具を装具製作所に依頼するときはmetatarsalの隆起は7mmが目安となる。踵骨棘の場合の装具では足底に穴を開け免荷して，側壁で体重を受けるように工夫するのも1つの方法である。

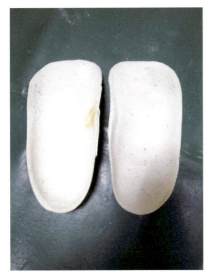

写真138　外反母趾，開帳足，外反扁平足などに適応する。

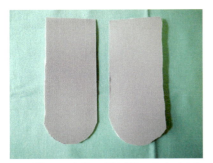

写真139　足底装具外側楔，右左表面，ソルボヒール6°

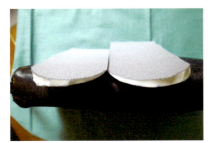

写真140　後斜めより見る。キャストを外した後に用いるとよい

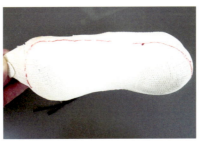

写真142　赤線でマークして切り出す。辺縁を滑らかに削る（足底）

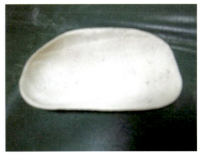

写真144　足底板　表面

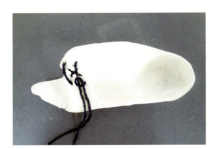

写真141　足底板は，通常，靴型キャストの延長として作製する

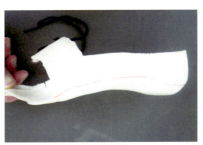

写真143　前足部は地面と水平に保ち跳ね上がらないように注意する（側面）

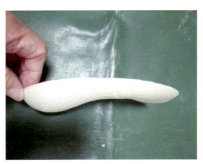

写真145　アーチを保つ　側面

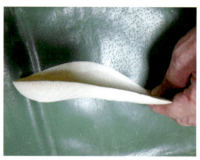

写真⓯ アーチは内側，外側で高さが異なる

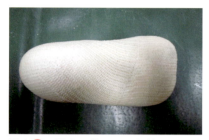

写真⓱ 足底，横アーチ保持には作成時，足穹窿部の前方中央を術者の母指で挙上する

5-6 toe cast（趾キャスト）

　足指のキャストの適応は手指ほどはない。外傷が多い。キャストは靴の中には入るが，固定性が得にくい。キャストの素材はプライトンを用いる。

症例13：45歳　男性　右母趾基節骨骨折／捻挫

　蹟いて母趾底屈強制で受傷した。右母趾MTP関節捻挫＋母趾基節骨骨折である。IP, MTP関節に腫脹あり（**写真⓲**），底屈痛強い。母趾〜中足部にかけてプライトン固定する。母趾MTP関節は力が掛かる部分のため，足部は長くして二重に重ねる（**写真⓳**）。足背と足底を組み合わせ，クリップで留めて温水槽に入れる（**写真⓴**）。軟化したプライトンを患部に当てる（**写真㉑**）。余分の部分をマークし切除し，趾をモデリングする（**写真㉒〜㉕**）。プライトンの足底内側にメスベルクロ25 mmをカシメで留める（**写真㉖**）。オスのベルクロを背側に軟化したベルクロ小片で固定する（**写真㉗㉘**）。腫脹，疼痛は著しく改善した。装着のまま靴を履けるので何とか荷役の仕事に復した（**写真㉙**）。

one point advice
母趾MTPの制動は非常に難しい。基本的にはゲタを履くのが一番である。

　母趾の外傷は蹴ったり，引っ掛かったり，重量物が落ちたりで受傷する。なるべく前例のようにMTP関節を固定したくはない。深めの指先キャップ型となる。母趾は末梢が太く，中枢が細いので着脱がしにくい。何らかの割れ目を入れた方が使い勝手がよい。割

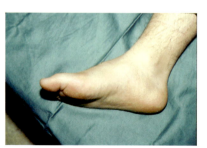

写真⓲ 右母趾基節骨骨折＋母趾MTP関節捻挫，IP, MTP関節中心に腫脹あり

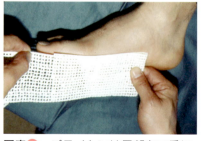

写真⓳ プライトンは足部を二重に，足指を一重にする

5-6 toe cast（趾キャスト）

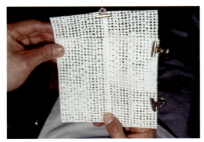

写真⑮ 足背と足底の2組を合わせクリップで留め，温水槽に入れる

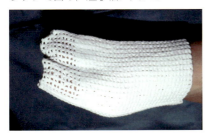

写真⑮ 軟化したら両端を持って患部にあて，フィットさせる

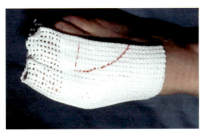

写真⑮ 足背の切除部分をマークする。

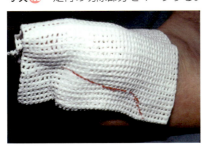

写真⑮ 同じく足底にマークする

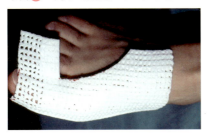

写真⑮a マークした部分を切除し，患部に当てる（足背）

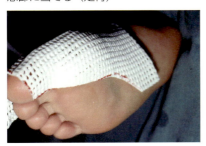

写真⑮b （足底）

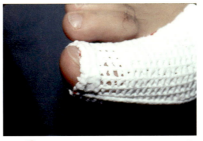

写真⑮ 足指部分を温水に浸して母指をトリミングする

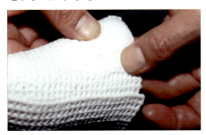

写真⑯ あらかじめ用意しておいたベルクロオスを軟化させたプライトン小片で背側に固定する

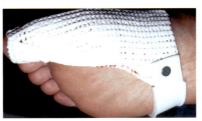

写真⑰ 足底にベルクロメスをカシメで固定

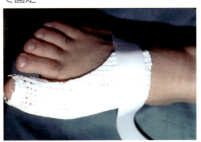

写真⑱ 足の外側を巡らせて足底のベルクロメスに重ね合わせて長さを調整する

の入れ方は上，横，中央，症例次第で何れでもよい（写真⑲〜⑯）。ゆる過ぎれば，テープで軽く留めおく。

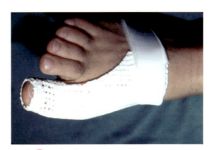

写真⑲ 完成，歩行可

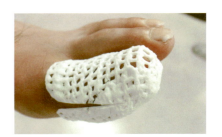

写真⑯ 母趾末節骨骨挫傷，プライトン側方除圧

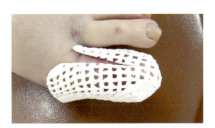

写真⑯ 母趾挫創兼挫傷，プライトン背側除圧

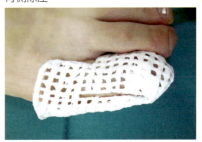

写真⑯ 母趾捻挫，プライトン部分開窓

one point advice

母趾は基部が細い。着脱しやすく，安定するように工夫していただきたい。

症例14：20歳　女性　前足部挫創兼挫傷

　自転車で転倒，受傷した。左前足部腫脹，皮下出血（+），挫創兼挫傷である（写真⓳）。創を洗浄し，被覆材マルチフィックスロールで覆う。プライトンで保護，制動し，活動しやすくする（写真⓴⓴）。

:::one point advice
従来のギプスにはない薄くとも保護する働きがある。活用していただきたい。
:::

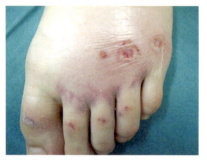
写真⓳　前足部挫創兼挫傷

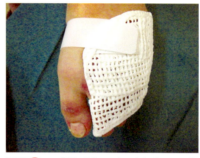
写真⓴　プライトンをベルクロで留め，保護，制動する（背側）

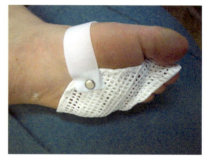
写真⓴　同上（足底）

症例15：54歳　女性　左第5趾基節骨斜骨折

　誤って蹴飛ばして受傷。左第5趾基節骨斜骨折，転位はない。4，5趾の骨折，骨挫傷は女性に，屋内で発生することが多い。本例は基節骨骨折であるから第4趾をシーネとしてプライトンで固定する（写真⓴⓴）。趾の部分に足の部分を合体させ固定し，ベルクロをカシメで留めて着脱しやすくする。末節であれば隣趾とのバディーテーピングで凌ぐ方がよい（写真⓴⓴⓴）。

:::one point advice
キャスト以外の方法も検討されたい。
:::

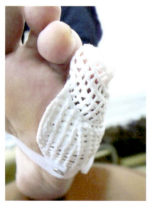
写真⓴　左第5趾基節骨骨折，プライトンをベルクロで固定する。足背より

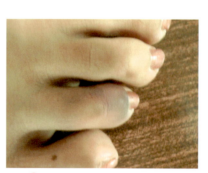
写真⓴　第4趾末節骨骨折

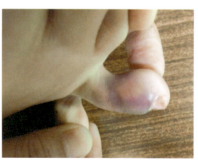
写真⓴　蛇足であるが，側面の撮影方向は真側面で撮る。患者自身に趾位を保持させる

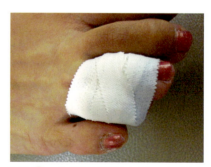
写真⓴　末節骨骨折は buddy taping でよい

写真⓴　第4趾をシーネとする。足底より

症例16：50歳　女性　第4中足骨骨頭下骨折

第4中足骨骨頭下骨折である（**写真171 172**）。転位はわずかである。前症例のように第5中足骨をシーネとしてプライトン・ベルクロ固定を行う（**写真173〜175**）。症例によっては靴型キャストを選択する。

one point advice

中足骨骨頭下，頚部骨折は固定しにくい。症例により足型キャストで先端まで覆う方を選択する。

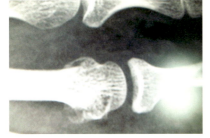
写真171　第4中足骨骨頭下骨折，転位は少ない

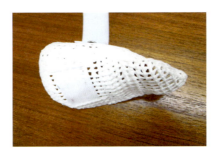
写真173　第5趾をシーネとしてプライトンベルクロ固定，前方より

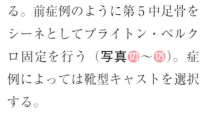

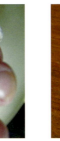
写真172　足背より

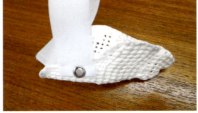
写真174　プライトン，足底より

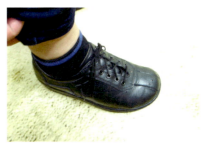
写真175　プライトンのまま靴を履く，支障はない

症例17：71歳　女性　左第3趾基節骨斜骨折

滑って，躓いて受傷した。左第3趾基節骨斜骨折で，固定しにくい場所である。第2,4趾をシーネのように挟み込み，趾と足の部分を合体させプライトン固定した（**写真176 177**）。固定性を得にくく，外反母趾，開帳足もあるため足底板を作製し（**写真178**），交互に使い分けて3か月後略治とした。2,3趾基節骨基部の骨折は扱いにくい。足背の割れ目は着脱しやすくするためわずかなゆとりをもたせた。

one point advice

2,3趾基節骨骨折の固定は難しい。慣れと工夫が必要である。

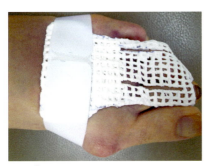
写真176　左第3趾基節骨骨折，プライトン固定，足背より

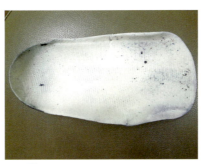
写真177　足底より

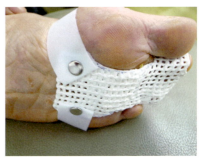
写真178　骨折部位が固定しにくいため足底挿板と交互に使い分けた

第6章

body cast（体幹プラスティックキャスト固定）

胸腰椎高位で，プラスティックキャストの適応となる疾患は，主として手術適応外の圧迫骨折である。硬性コルセット，3点支持装具，フレームコルセット，軟性コルセットなどの装具が完成するまでの期間に用いるとよい。特に骨粗しょう症による病的圧迫骨折で疼痛の激しい症例に有効である。外傷では横突起，棘突起骨折のほか，stable typeの椎体骨折で整復を要さない程度の症例も適応となる。炎症性疾患，転移性脊椎腫瘍などにも固定を適用してよい。

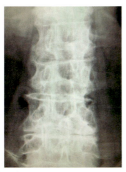

写真❶　X-P L3椎体圧迫骨折（正面像）

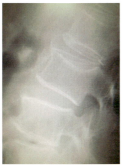

写真❷　同上（側面像）

症例1：85歳　女性　L3椎体圧迫骨折（骨粗しょう症）

既往歴は上腕骨頚部骨折，T5, 12圧迫骨折。今回，外傷なく朝起きたら動けず連れ添われて来院した。妹と同居，年齢より元気。腰椎前後屈痛，制限著明。X-Pは，骨粗しょう症を基盤とするL3椎体圧迫骨折である前屈位で圧迫増強する（**写真❶❷**）。腰椎軟性コルセット採型後，体幹プラスティックキャスト施行（**写真❸❹**）。エルシトニン筋注20u.1×/W, NSAIDS坐薬投与。体幹キャスト固定後屋内は動ける。4週後，腰椎軟性コルセット装着。週1回のBP，活性VitD3を投与する。5か月後も軟性コルセットは外せず。近くの買い物可。炊事可。入浴可まで改善した。

one point advice

体幹キャストは軽量，可塑性剛性あり高齢者にも異和感なく受け入れ易い。

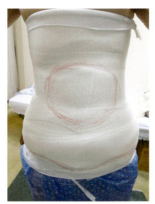

写真❸　体幹キャスト固定直後，腹部開窓，キャスト上下切り取り部分をマークする

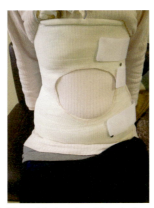

写真❹　ベルクロをつけて完成

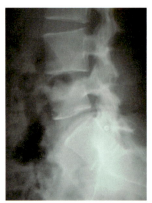

写真❺a　X-P L5 脊椎炎（正面像）

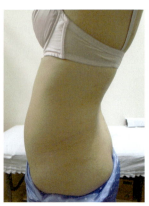

写真❺b　同上（側面像）

写真❻

症例2：26歳　女性　L5非特異的脊椎炎　仙腸関節炎

1年前より腰痛増悪，寛解あり。その頃より掌蹠膿疱症著明，ビオチンの投与を受ける。腰痛は夕方に強く，臥位で強い。初診時，背屈位をとり，前屈障害著明後屈，側屈，回旋比較的良好。SLR40°両下肢反射（++）CRP 1.09，下肢筋力低下なし。X-P L5 椎体上1/2 破壊不整，腰椎前弯増強（写真❺❻）。MRI L5 椎体上 2/3 T2high，仙腸関節不整。L5 左側椎弓根部や周囲軟部組織にも異常信号がある。SAPHO を伴う非特異的脊椎炎と診断した。自身保管のロキソニン服用。体幹プラスティックキャスト施行（写真❼❽）。背側にスポンジを厚く挿入，着脱を可とする。固定後腰痛は徐々に改善。1年後，William's flexion brace 作製，装着後 ROM は徐々に改善する。その後，学業のため転地，転院した。

one point advice
腰椎前弯減を目標として腰部にスポンジを厚くセットする。

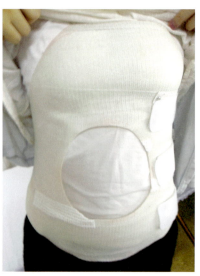

写真❼　体幹キャスト（正面）

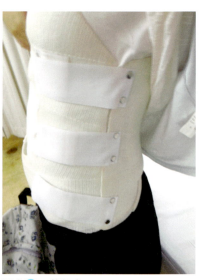

写真❽　（側面）

症例3：23歳　女性　L1椎体圧迫骨折

前日，スノーボード滑走中にジャンプ台で転倒，腰から着地したようになった。体型は細身。来院時，腰椎前後屈，側屈，回旋制限中等度制限あり，運動時痛（++）胸腰移行部叩打痛（+）。X-P L1 圧迫骨折（+）（写真❾❿）。胸腰椎高位の支柱補強付き軟性コルセットのモデルを採型後，水硬性キャストで躯幹固定を行う（写真⓫⓬）。キャストは着脱可能とし，シャワー浴可とした。数日でデスクワークに復帰。受傷後1か月で軟性コルセットに移行した。以後順調である。

one poitnt advice
通常，キャストは12.5 cm 幅，2巻で済み，軽量で，開閉も容易である。痩せ身，変形には糊付きスポンジを広く用いるとよい。

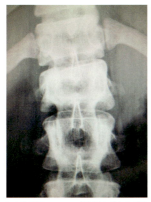

写真❾ X-PL1 椎体圧迫骨折（正面像）

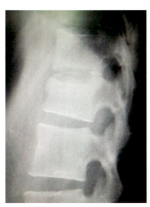

写真❿ （側面像）

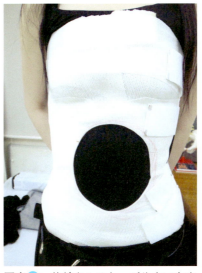

写真⓫ 体幹キャスト，ベルクロをカシメで留めて固定する（正面）

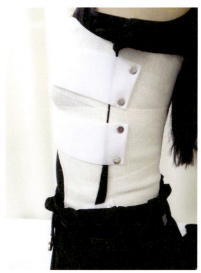

写真⓬ 同上（側面）

body cast の準備および実施

上半身は脱衣し，下半身は下着のみとして両側腸骨上前棘を十分に触れる恥骨結合上端の高さまで下げる。ビニール，ゴム布あるいはタオルを腰巻にする。両足を1歩横に開いて軽い背屈位をとらせる。両手は身体からやや離してT字杖，あるいは適当な長さの棒をつかせる方が安定する（写真⓭）。床にはゴム布あるいは新聞紙を敷いておく方がよい。装具を作製する場合は，キャスティングの前に装具モデルの採型を済ませておく。装具採型には石膏ギプスを用いる。

キャスティングにはプラスティックギプス（12.5 cm幅×3.6 m）を2巻用意する。多くとも3巻を越えることはない。キャストの下巻として伸縮性木綿のチューブ包帯（幅24.5 cm）を着用させるか，半幅の晒しを巻くのもよい（写真⓮）。綿包帯は用いない。体幹側面で下地の上に縦方向に準備しておいた約2 cm幅，厚さ3 mmのフェルトを紙絆創膏

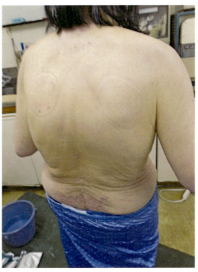

写真⓭ 上半身は脱衣し，足を1歩横に開き，両手で杖（棒）を支える

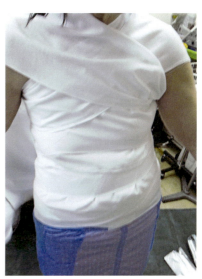

写真⓮ 下巻として半幅の晒しを用いるとよい

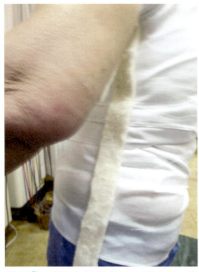

写真⓯ 側面に糊付き2cm幅のフェルトを貼る

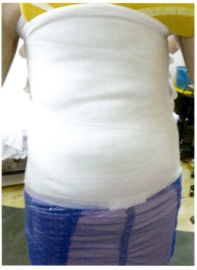

写真⓱ キャストは上前腸骨棘の2横指下から巻き始める

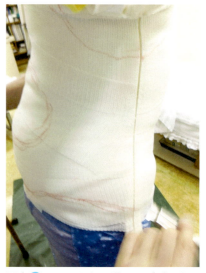

写真⓲ フェルトに沿ってギプスカッターで切る

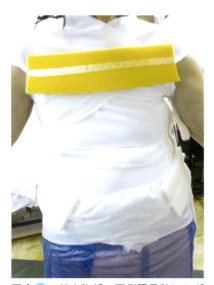

写真⓰ 前上胸部，両側腸骨稜にスポンジを幅広く留める

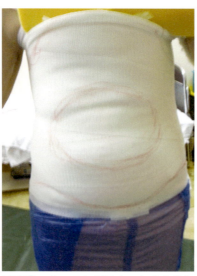

写真⓳ キャストが固まったら余分な部分を赤鉛筆でマークする

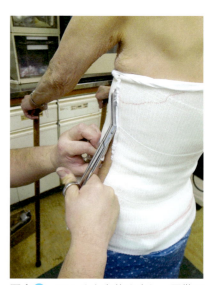

写真⓴ フェルトを抜き出し，下巻の晒を切離する

で簡単に留めておく。裏面に糊のついたフェルトであればなおよい（**写真⓯**）。フェルトは，無褥ギプスをカットするとき，患者を傷つけないために用いる。痩せ身の場合は，両腸骨稜，上前胸部，肋骨弓部に1cm厚さのスポンジを幅広くあてがい，紙バンで留めておく。裏面に糊のついているスポンジは，裏表逆に留めておく（**写真⓰**）。

　プラスティックキャストを水に浸し，気泡が消えたらすぐに取り出す。絞ったりしない。軽く水を切って下から巻き始める。少なくとも腸骨上前棘の2横指下から巻く（**写真⓱**）。ターツをとらないようにして巻き上げる。原則通りプラスティックキャストを身体から離れないように転がすように巻く。最下層は2重に重ねて巻き，以降は半幅ずつ重なるように巻くと均等になる。キャスティング後に出る熱が下がるとキャストは硬化する。15分前後である。その間にキャストの切除部位を赤鉛筆でマークする（**写真⓲**）。体幹側面に貼ったフェルト上をギプスカッターで切る（**写真⓳**）。スプレッダーで前後に開き，フェルト

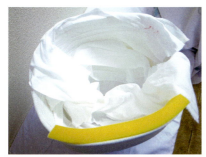

写真㉑ キャストを外し，下巻の晒しをキャストから剥がし取る

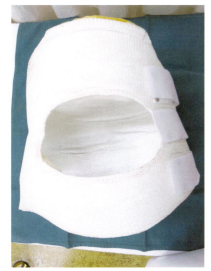

写真㉒ 腹部を開窓し，腋の下，鼠径部を切除する

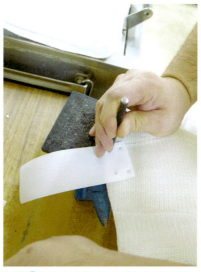

写真㉓a キャスト，ベルクロにポンチで穿孔し，

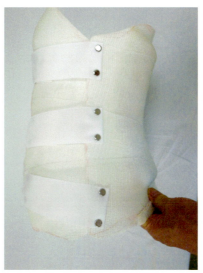

写真㉓b カシメで固定する

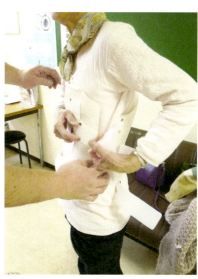

写真㉔ ベルクロが設置されるとキャストの着脱は非常に楽になる

を引き抜く。次いで，下巻のチューブ包帯あるいは晒しを下から上まで切り離し（**写真⑳**），キャストを体幹から外す。キャストは2～3層で薄いが可塑性があり，強く前後への開閉は楽にできる。キャストを外したすぐ後に下巻の晒しをキャストから外す（**写真㉑**）。時間が経つほど外しにくくなるから手際よくすませたい。キャストのへそから上腹部にかけて大きく開窓する（**写真㉒**）。キャストの内側からあたる部分を修正する。下着をつけてその上からキャストを装着する。つけ具合を点検する。キャストはいたって軽く，薄く，可塑性があるので，装着は容易であり，固定性は良好である。ギプス前後の固定位置の保持はガムテープ，紐でもできるが，ベルクロ（マジックテープ）をカシメで留めると格段の使いやすさがある（**写真㉓ab㉔**）。できればPTあるいはセラピストの助けを借りたい。body cast装着により起座，起立，歩行が可能になる。body castは自身着脱可能であり，当初よりシャワー可，日数を経て入浴可である。下着の交換は毎日できる。次の固定装具ができるまで夜間は原則として取り外さない。

one point advice

下巻の晒しとキャストの接着面が広いので，早めに剥がさないと往生する。

女性の上胸部キャスティングでは乳房を下から上へ，上から下へクロスして巻くと中間が浮き上らずにすむ。

第7章

brace（装具）

本章では，キャストの次に来る治療法として装具を取り上げる。

7-1　body brace（体幹装具）

体幹装具の役割は，脊柱の安静・免荷・固定・脊柱の変形予防・矯正などである。体幹装具の使用方法，使用期間や1日の装着時間帯は，患者の疾患，病状によって主治医が具体的に指示を出すことが必要である。

体幹装具は部位別に，頸椎装具，胸腰仙椎装具，腰仙椎装具，仙腸（仙椎）装具とに大別される。[7]ここでは胸腰仙椎装具について述べる。側弯症装具については触れない。整形外科医は作製する装具の採型・仮合わせ，出来上りをチェックし，完成後の経過観察，指示も必要不可欠である。若い医師は慣れていないので避けたがる傾向があるが，義肢装具士（PO）に任せたままではいけない。POと患者ともよく話し合い，ポイントを逃さないことである。装具を着ける身になって面倒を見ないと，患者の装具に対するモチベーションもコンプライアンスも保持できない。

体幹装具のうち最も簡易なものといっても体幹キャストの後に位置づけられるコルセットは出来合いの市販品というわけにはいかない。以下に述べるコルセットは支柱付きで腹圧の掛けられる支持性のある軟性コルセットである。軟性コルセットの採型の準備は第6章「body cast」で述べた通りである。患者の皮膚に直接あるいは体に巻きつけた幅広のラップの上から両腸骨稜，腸骨上前棘，肋骨弓，背部正中線，尾骨の高さを皮膚鉛筆でマークする。可及的理想とする姿勢をとるよう患者に指示する。石膏キャストで体型に合ったモデルを採り，固まるまでに丁寧にモデリングする。1～2週後，義肢装具製作所で作製した未完成のコルセットを仮合わせ（**写真❶**）して，修正する。1～2週後，

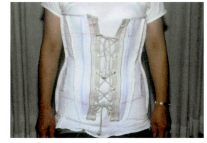

写真❶　仮合わせ

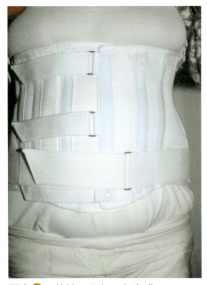

写真❷ 軟性コルセット完成

完成させたコルセットを装着させる（**写真❷**）。

一般外傷で内臓器損傷を伴わず，手術適応とならない脊椎損傷あるいは骨粗しょう症による胸腰椎椎体圧迫骨折の急性期などでは体幹キャスト（第6章参照）を処方する。痛みや変形が軽度であれば軟性のコルセットであってもよい。慢性期には胸腰仙椎治療装具の適応を検討する必要がある。骨粗しょう症による椎体骨折に対する装具療法の効果について明確なエビデンスを得るための検証はまだ不十分である[文献21]。

症例1：84歳　女性　多発性胸腰椎椎体圧迫骨折

30年前より脊椎辷り症による腰痛あり。軟性コルセット作成，装着。その後，腰痛増強したときに着用した。18年前に骨粗しょう症をベースに第2腰椎椎体骨折が初発した。軟性コルセットでは立ち仕事に耐えられないためフレームコルセット作製，装着した。その後，長年にわたり再々繰り返す胸腰椎椎体圧迫骨折あり，数回にわたり，フレームコルセットを作り直し（**写真❸〜❺**），立ち仕事に従事している。椎体圧迫骨折は T8, 9, 10, 11, 12, L2, 4, 5, S1 にあり，腰椎後傾でバランスをとっている。テリボン市販後，導入，満期までの注射で一応落着した。以後，希望によりBPへ移行。胸腰椎用の軟性コルセットを装着して凌げている。

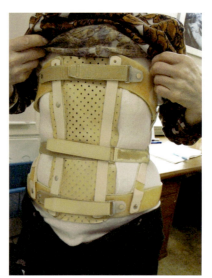

写真❸　フレームコルセット（正面）

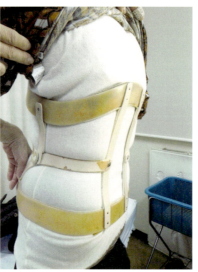

写真❹　フレームコルセット（側面）

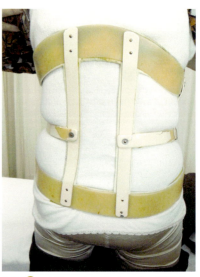

写真❺　フレームコルセット（背面）

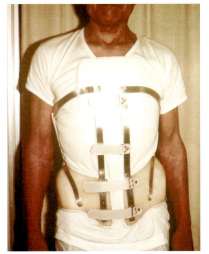

写真❻　テーラー＋ジュエット（正面）

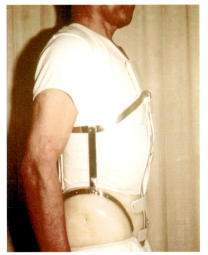

写真❼　テーラー＋ジュエット（側面）

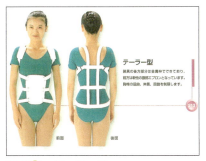

写真❽　テーラー型
一般社団法人日本義肢協会編「義肢・装具カタログ」より転載　無断複製転載禁止

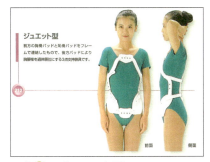

写真❾　ジュエット型
一般社団法人日本義肢協会編「義肢・装具カタログ」より転載　無断複製転載禁止

症例2：74歳　男性　L1陳旧性圧迫骨折

階段を3段落ちて尻もちをつき受傷した。腰椎の前後屈時痛，制限著明，回旋，側屈中等度。寝返り痛，制限著明。X-P，仙椎の腰椎化あり，腰椎前弯増強。L1陳旧性圧迫骨折，L2は今回の骨折であり，前屈位で圧迫は増強する。立ち仕事を続けるため胸腰仙椎硬性コルセットを作製，装着し（写真❻〜❼），腰背痛は軽減，就労した。

one point advice

装具は静のモデルであり，完成後は動の状態に適合しているかチェック，修正が必須である。

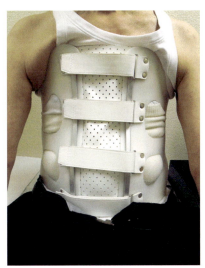

写真❿　軟性ポリエチレン（正面）

腰仙椎治療装具としては古くから用いられてきたテーラー型フレーム体幹装具がある（写真❽）。構造上の特徴は，腹帯，骨盤帯，横棒の3点支持固定の原理である。主に胸腰椎部の屈曲伸展を制御したい症例に用いられ，固定力は比較的弱く，矯正力はない。通常は採型でなく，採寸で作成されていた。

ジュエット型体幹装具は胸骨パッド，恥骨パッド，背部パッドの3点支持の構造をとる（写真❾）。3点支持部位が姿勢の変化，運動でも狙い通りの伸展矯正が作用しているかに問題がある。

筆者は，固定性，安定性と軽さ，使いやすさを求めて採型し，全体をフレームとして前開きで骨盤帯をしっかり固定する構造を採用してきた。症例によってはテーラー型とジュエット型体幹装具を組み合わせて骨盤帯をしっかりさせる体幹装具を処方することもある（写真❻❼）。

当今，汎用するのは軟性ポリエチレンを用いたフレーム型体幹装具である（写真❿〜⓬）。固定性に優れ軽量で体型に適合しやすく

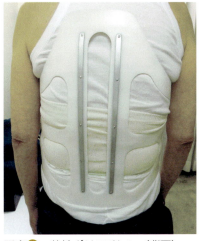

写真⓫　軟性ポリエチレン（背面）

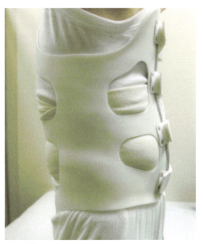

写真⓬　軟性ポリエチレン（側面）

装着感，通気性が良く，製作する上でも簡便である。本装具は，筋力，疼痛，姿勢，QOLに効果的であるが，骨粗鬆椎体骨折後の椎体変形抑制効果のエビデンスは乏しい[21]。

7-2 Williams flexion brace

腰部脊柱管狭窄症に対する保存療法として永田ら（1976）[9]がWilliams lumbosacral flexion braceの装着を提唱した。以後，脊柱管狭窄症だけでなく，過度の腰椎前弯の症例にも応用している。flexion braceは腰椎，腰仙部，骨盤などに持続的な強制力を働かせ，過度の腰椎前弯を矯正することを目的とする。

症例3：74歳　男性　腰部脊柱管狭窄症

1か月来の腰痛両大腿後面痛で来院。肥満，腰椎前弯増強あり。増悪して間欠性跛行50mになった。自転車走行は問題なし。MRIで多椎間レベルに腰部脊柱管狭窄がある。手術を希望せず，運転の仕事を続けたいと強く希望するためWilliams flexion braceを作製した。徐々に愁訴は改善し，仕事を続け得た。

症例4：59歳　女性　腰部脊柱管狭窄症

3年来，左下肢痛あり。間欠性跛行100m。MRIはL3-4, L4-5レベルに脊柱管狭窄あり。Williams flexion braceを作製，装着し，立位の仕事が長時間楽に続けられるようになった。

筆者の作成するWilliams flexion braceを示す（**写真⓭**〜**⓰**）。外支柱と後方支柱は継ぎ手があり，可動である。幅広のベルトは下腹部を締めると腹圧が高まると同時に腰椎前弯が矯正される（**写真⓮⓯**）。本装具は腰椎の後・側屈を制動するが，前屈は制限していないため，装具を装着したまま前屈運動，腹筋力強化訓練が十分可能

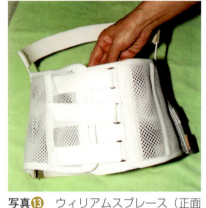

写真⓭ ウィリアムスブレース（正面から）

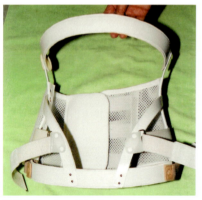

写真⓮ ウィリアムスブレース（後ろから）

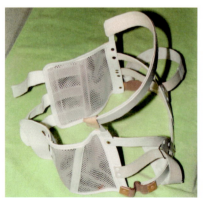

写真⓯ ウィリアムスブレース（上から）

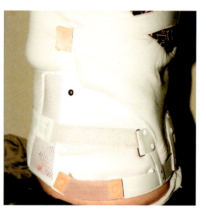

写真⓰ ウィリアムスフレキシオンブレース（側面）

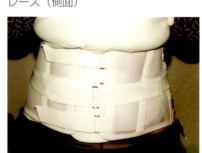

写真⓱ ウィリアムスフレキシオンブレース（正面）

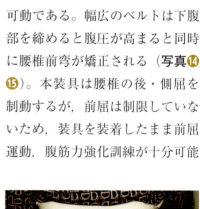

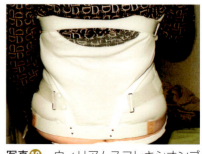

写真⓲ ウィリアムスフレキシオンブレース（背面）

である。後ろが全部開いている分，締め付け感がなく（写真❶❶），通常の軟性コルセットよりむしろ軽量で動きやすく，暑さを凌げる。高齢者にとっても日常生活上支障がない。肥満体にも適用できる。むしろ，装具製作所が慣れないと，継手の部分の按配，ゴムベルトの強さなど，腰椎前弯減に作動させるまでに手間がかかる。身体の構造上の力学的問題点は薬物療法では解決しにくい。試作をお薦めする。

one point advice

ウィリアムスフレキシオンブレースは軽くて動きやすいが，作製に当たってはブレース前後の継ぎ手とゴムバンドの引きつけ方が十分機能するまで仮合わせを繰り返して完成させる必要がある。

7-3 Trunk solution（体幹装具）

脊柱変形について，本邦では世界に類を見ない人口の急速な高齢化に伴い，50年前には予測しえなかった変化が発来している。

Kamitaniらは，運動器，感覚器の機能低下が将来の健康度とどのように関連しているか明らかにするコホート研究を行った。運動器では，スパイナルマウスを用いた非侵襲的な脊柱後弯変形の評価（胸椎弯曲角，腰椎弯曲角，仙骨傾斜角，脊柱前傾角22から測定される4つの指標のうち，特に脊柱前傾姿勢と日常生活動作の低下との関連が示されたという）。感覚器の機能低下，サルコペニア（筋量，筋力の低下）などを伴うと，歩行能力などの日常生活動作低下の要因は単純ではない。

脊柱後弯，骨盤後傾姿勢に注目する研究，その姿勢と歩行能力との関連を論ずる文献も多い。勝平らは骨盤後傾に着目しシルバーカーを使うと老人はなぜ歩きやすくなるかの解析に始まり，Gait Solution（GS）の機能を体幹に活かせないか検索し，開発した。その結果，(1) Trunk Solution（TS）は腹筋の活動を高め，背筋の活動を低下させる。(2) 骨盤を前傾させる。(3) 腰痛者の腰部負担を軽減できる体幹装具を完成させた[16),17),18]。従来ない発想であり，向後，後弯変形に広く処方が期待される。特発性後弯症には是非処方したい。

Trunk Solutionの試作品を示す（写真❶❷❷）。抗力を具備した骨盤前傾を促す体幹装具であるという。前述のように，ADLとの関連は仙骨傾斜角より脊柱前傾角が有意差をもって関与しているといわれる。抗力により脊柱前傾が矯正され，姿勢反射を介して骨盤前傾が起こると考えられないか。後弯変形には側弯変形を伴う症例が少なくない。TSはどのように対応できるか。今後ますますの開発を期待したい。

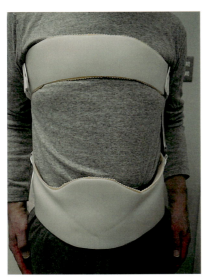

写真❶❾ Trunk Solution 試作，正面

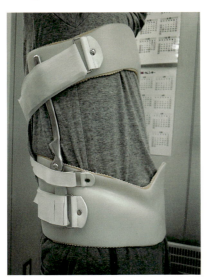

写真❷⓪ 同上側面

7–4 Achilles tendon brace（アキレス腱断裂に対応するブレース）

アキレス腱断裂の症例では，第5章に述べたようにブレースの前に4週間のアキレス腱キャストが先行する。まず，キャストの後に装着するブレースのモデル採型の手順を述べる。

患者は高めのテーブルに座り，膝上まで下着を上げておく。患肢は力を抜いて下垂する。足は内反位をとりやすい。採型中補正しておく。石膏ギプス2裂，2巻と36℃くらいの温水を用意する。ギプスカットを誘導するロープを膝上から患肢前面にたらす。石膏ギプスを温水に入れる（写真㉑）。気泡が消えたら取り出し，両端を持ち軽く水を切る（写真㉒）。上下に軽く押しつけてなじませる（写真㉓）。下腿上端から転がすように巻き始める。最初は2周，後は2/3層重ねて巻き下がる（写真㉔）。ギプスが厚くなるようならロープの左右で折り返しておくとカットしやすい。石膏ギプスは硬化するまでに時間がかかるが，モデリングはしやすい。モデルは薄くてしっかりしているのが良い。モデルのポイントを押さえておく。巻き終わってから固まるまでの肢位は特に注意する（写真㉕）。底屈した足は内反位をとりやすい。下肢の中心軸は膝蓋骨が第2趾の上にくるように保つ。硬化したらギプス前面にマークをつけてからロープに沿って小刀で切る（写真㉖）。ロープをやや持ち上げ気味に切ると患者を傷つけない。左右を1回閉じて合わせてからギプスを外す（写真㉗）。

採型の所作は本来義肢装具士の仕事ではない。整形外科医が採型，仮合わせに慣れておかないと装具製作所に指示，注文を出せない。すなわち，患者に合った装具を作れないことになる。

出来上がったモデルは前面のマークが合うようにして軽く縛っておく（写真㉘）。2週後の仮合わせに間に合うように装具製作所に依頼する。2週後，巻いてあっ

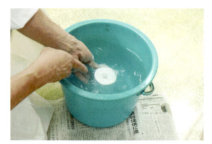

写真㉑　石膏ギプスを温水に入れる

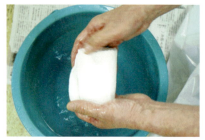

写真㉒　水泡が消えたらギプスの両端をおさえて水を切る。

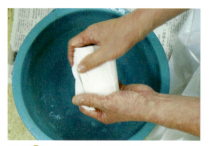

写真㉓　上下になじませる

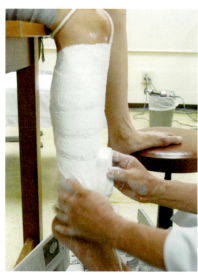

写真㉔　足を下垂したまま，膝下から足先までギプスを巻く。

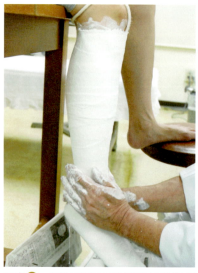

写真㉕　硬化するまで足の下垂位を保ち，内反，軸回旋の変位に細心の注意を払う

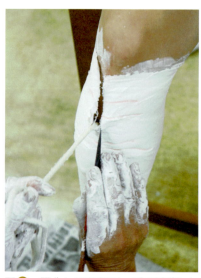

写真㉖　硬化してからロープで誘導しながら前面をギプス刀で切り開く。

7-4 Achilles tendon brace（アキレス腱断裂に対応するブレース）

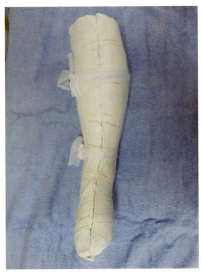

写真㉗　正面。取り外したモデルは左右の印を合わせ軽く縛って装具製作所に依頼する

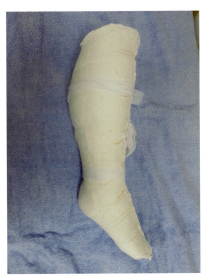

写真㉘　側面

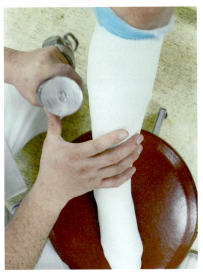

写真㉙　2週後，キャストの左右をカッターで開く

た膝下キャストの内側，外側をカッターで切り（**写真㉙**），スプレッダーで開く。綿包帯を切って患肢を出す。足首を下垂したまま

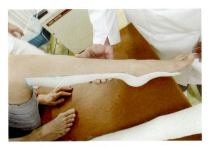

写真㉚　キャストを外してポリエチレン装具の仮合わせを行う

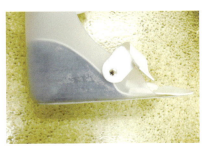

写真㉛　外から見た補高部分

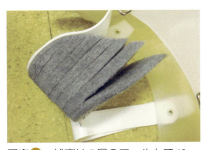

写真㉜　補高は7層のフェルトで10 cm高よりなる

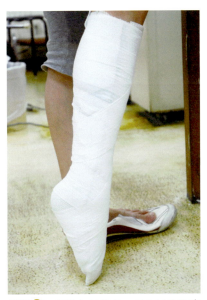

写真㉝　仮合わせ後キャストは再固定し，歩行可とする

動かさない。未完成のポリエチレン装具を装着し，仮合わせを行う（**写真㉚**）。

　装具は足関節底背屈0°の箱型で踵にフェルト7層約10 cmの補高を設置する（**写真㉛㉜**）。当初，足底は足指先が出ないようにする。補高は適正か，修正個所をチェックして完成への工程を進めるように依頼する。

　開いたキャストの内側の綿包帯を可及的に取り除く。患者を高めのテーブルに座らせ，膝下に綿包帯を巻き直す。ここまでの過程で足は下垂したままである。前後のギプスシャーレをしっかり合わせる。キャスト1巻で固定する（**写真㉝**）。すぐ荷重してもよい。さらに2週間後，装具は完成する。再び，前回カットした部位をカッターで開き，患肢を出して新装具を装着する。足が前方に辷りでないように足首のベルトを太くしてしっかり固定（**写真㉞**）し，装具の当たるところがないかチェックする。不適合がなければブレースを1度外して患肢先端より弾性包

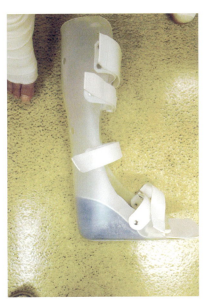

写真㉞　2週後，完成した装具に履き替える。足が前方に辷りでないようにベルトを締める

99

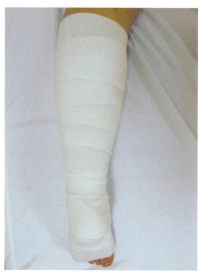

写真❸ 装具装着では浮腫が生じやすい。弾性包帯を巻いた方がよい

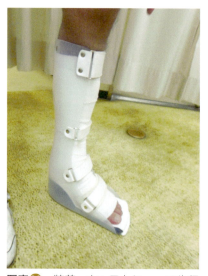

写真❸ 装着，キャストシューで歩行を始める。当初，ブレースは足先を越える

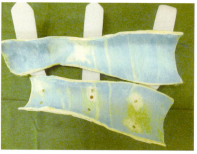

写真❸ 夜間，入浴時にはキャストを再利用する。ベルクロをつけると使い勝手がよい

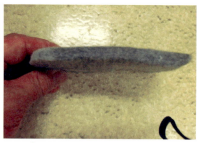

写真❸ フェルトは週に1枚ずつ補高を外す。ブレース除去まで約2か月かかる

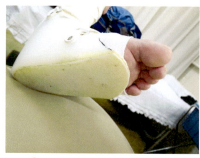

写真❸ 補高がなくなるころには足先はブレースを越して歩きやすくなる

帯2巻を用いて膝下まで巻いておく（写真❸）。膝下の浮腫発現予防のためである。再度しっかり装着して起立荷重する（写真❸）。当初は両松葉杖を使用して全荷重歩行を始める

夜間，入浴時はそれまで装着してきたキャストをよく洗って使える。扱いにくければ夜間，入浴用に無褥キャストを作りなおしてもよい。着脱をしやすいようにベルクロをカシメで留めておくと使い勝手がよい（写真❸）。キャストを外したとき足関節の背屈を徐々に開始するとよい。決して無理をしてはならない。

1週間後，補高を足底から1段外す（写真❸）。補高は全7段約10 cm ある。すなわち10 cm のハイヒールを履くことになる。慣らして毎週1段（1.5 cm）ずつ外す。その度ブレースの中枢端，足先は必要に応じて調整切離する。毎週，Thompson test を行い，アキレス腱の修復度をチェックする。松葉杖は最初から不要の人から2本をなかなか外せない人もいる。適宜外せばよい。履物はキャストシューを使う。最終段が外れてからキックする力がつくまでさらに2〜3週かかる（写真❸）。まず，屋内で外してみると分かりやすい。屋外の除去には個人差がある。徐々に歩行距離を延ばす。

> **one point advice**
>
> 補高のフェルトを外す目途はThompson test と自動運動の回復程度を目安とする。
> キャスト，歩行装具を着用していないときの不用意な荷重は再断裂を来す。重々注意を要する

7-5 PTB brace（PTB ブレース）

PTB ブレースは下腿骨，踵骨，足関節内骨折等全荷重不可の症例に適応がある（写真❹）。慣れると歩行に松葉杖を必要としない。ラッシュアワーの通勤が可能になり，雨天に傘をさせ，手荷物を持つことができるメリットは大きい。

PTB ブ レ ー ス は，1967 年Sarmiento が提唱した機能的膝下キャスト（PTB キャスト）の理論

7-5 PTB brace（PTBブレース）

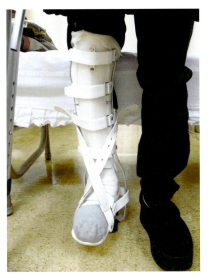

写真❹ a　PTBブレース装着状況

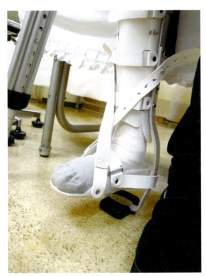

写真❹ b

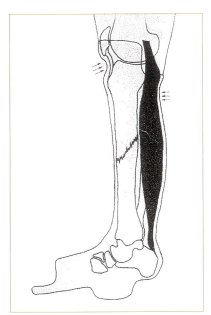

図❼-1　PTBキャストの原理
（Sarmiento, JBJS49-A, 1967より引用）

（図❼-1）を自身braceに転用したものである。PTBキャストは"a functional below-the-knee cast for tibia fracture"として最初に報告された。[6] その後，Pattela Tendon Weight Bearing（PTB）キャストの用語が用いられる。PTBキャストの特徴は荷重歩行が可能である。四肢の機能を活性化し，骨折整復位を良好に保ち，骨癒合を促進することにある。PTBキャストはoriginalityのある優れたキャスティングであるが，手術療法の進歩と水硬性キャストの導入によりその適応は激減した。水硬性キャストではPTBキャストを巻けないのである。

現今，PTBブレースは下腿固定免荷装具として処方される。PTBブレースの処方，作製，装着に当たっては，PTBキャストの理論を理解して装具採型をしないと機能的に適合する装具を作製できない。義肢装具士（PO）とよく打ち合わせ，指示してポイントが抜けないように採型したい。

筆者の行っていたキャストの原法を要約する。PTBキャストの巻き方は一般のキャスティングと全く異なる。無褥ギプスであり，石膏キャストを下から上に巻く歩行キャストである。キャストは3段階で巻く。患者は座位をとる。始めに足関節をゆるく巻く。骨隆起に圧迫がかからないようにする。その間足関節を90°に保持する。第2段階ではキャスト2巻を使い，第1段階のキャストに重なる部分から近位の脛骨結節まで巻く。ふくらはぎの軟部組織全体にしっかり圧を加えるが，脛骨稜，腓骨頭と頚部には圧がかからないよう，近位1/2の外側と前部には圧がかからないようにする。この時点でアライメントを軽く調整する。解剖学的にできるだけ正しくなるように健側肢の形状をよく観察しなければならない。下肢の軸は，膝が第2趾の上である。第3段階では，前に巻いたキャストが固まり始めてはいるがまだ湿っている間に巻く。踵を術者の膝の上に置き，膝を約40°伸展させる。この肢位でないと膝蓋腱が緊張する。膝が90°屈曲位で近位部位が巻かれると，患者はキャストが固まった後で膝を伸展することができない。次の2巻は前のキャストと重なるよう，約3cm膝蓋骨上縁よりも近位まで伸ばして巻く。キャストを巻き，大腿骨果，脛骨内側に強く力を入れる。膝蓋腱の左右の窪みに母指をしっかり押し込み，膝蓋骨に圧を加え，形状に合わせて成型する。同時に，大腿四頭筋を弛緩させたまま脛骨果を柔らかく形作り，膝窩および膝窩下部に強い圧迫を加える（**写真**❹

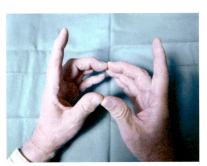

写真❹　上から見た膝周りのモデリングの時の指の組方を示す

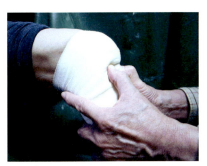

写真❷　側面から見た手の配置　膝窩下部の中指の位置に注目

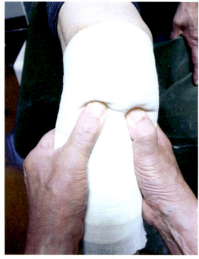

写真❹❸ 膝蓋腱の左右の窪みに母指をしっかり押し込む

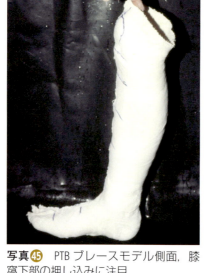

写真❹❺ PTBブレースモデル側面．膝窩下部の押し込みに注目

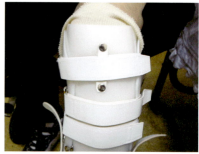

写真❹❼ PTBブレース 最上段ベルクロのしめ方がポイント

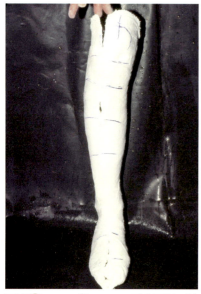

写真❹❹ PTBブレースモデル正面。膝蓋腱両側の窪みに注目

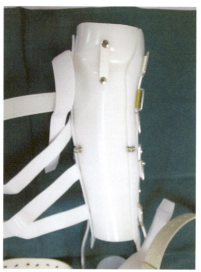

写真❹❻ 前後のブレースをベルクロでしっかり締める

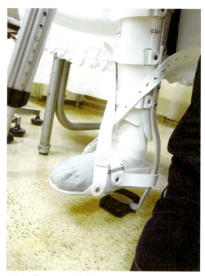

写真❹❽ PTB装着 足はフットアップで吊り上げ足底はわずかでも浮かせる

〜❹❸）。この膝回りの操作がPTBブレースの採型のポイントである。原図に示された矢印の方向に忠実に力を加える。キャストの場合は，膝の収まりがついてから足底に歩行用ヒールをキャストで固定し，周辺余分の部分を切除して完了となる。

SarmientoはPTBブレースの素材として熱可塑性プラスティックキャストである合成ゴムを主成分としたポリキャストを使用した（本邦では販売を中止した）。この素材は操作性が難しく，自体は接着性がない。荷重部分の踵ボール付支柱を接着剤で本体に固定し，靴を履くようにしている。膝関節，足関節の機能を保つこの構造では外国人の大きな体重を受けきれないのではないかと危惧する。

筆者は操作のしやすい軟性ポリエチレンを用い，Sarmientoキャスト原法の膝回りと下腿を忠実に再現・採型する。モデルで前方から膝蓋腱およびその両脇の押し込み（写真❹❹）と後方から膝窩下部の押し込み（写真❹❺）が重要である。装着時には前後のブレースをしっかりベルクロで締める（写真❹❻）。ことに膝下の一番上のベルトはポイントである（写真❹❼）。金属の支柱を立てて足は支柱にフットアップッで吊り上げ，踵はわずかにでも浮かせて免荷する（写真❹❽）。膝下でしっかり受けて

いることを確認する。Sarmiento ブレース原法と同じく膝，足関節の機能は保持する。装具のまま屋外を歩くようにしている。屋内ではブレースの底を洗い流す。屋内，屋外共用であるから靴の中に装具全体が入った方が安定するとも思われるが，支柱，足底の構造が弱くなる。

one point advice

PTB ブレースの採型は，膝蓋腱と下腿でいかに体重を受けられるかが重要である。座位で膝 90° に曲げて下垂した下肢を 40° 伸ばして術者の膝上に置くと初めて膝蓋腱の緊張が取れて圧痕を作ることができる。この操作がやりにくいので，上記のように膝蓋腱の左右の窪みに術者の母指を押し込み採型する。膝窩下部の押し込みもポイントである。

症例を示す。

症例 5：45 歳　男性　腓骨上 1/4 骨折・足関節外果骨折，下腿広汎挫傷

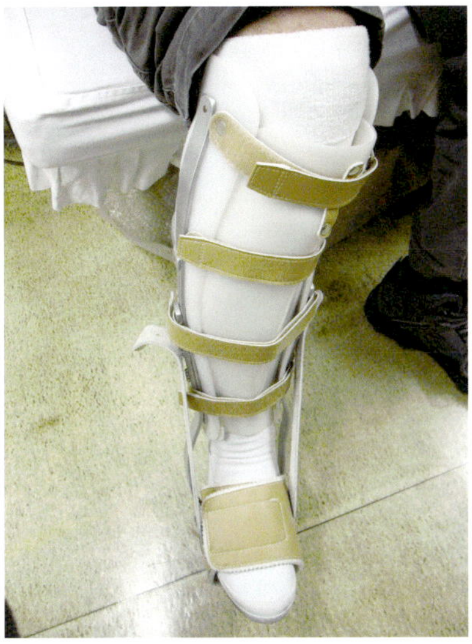

写真㊾　PTB ブレースの装着

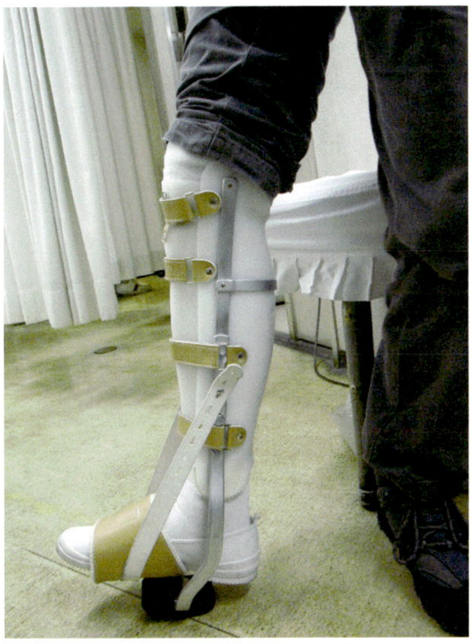

写真㊿　PTB 装着　足はフットアップで吊り上げ足底はわずかでも浮かせる

サッカーの試合中に受傷した。右下腿外側上 1/4，内側下 1/3，外果から足部にかけて腫脹，皮下出血，硬結，圧痛（+ ～ ++）。下腿挫傷が広範である。X-P は腓骨上 1/4 と足関節外果に骨折がある。PTB ブレースのモデルを採型し，PTB 装具を作製した（**写真㊾㊿**）。3 週で完成。装着後，荷重歩行で時差出勤とし，10 週で除去した。

症例 6：87 歳　女性　左脛骨らせん状骨折

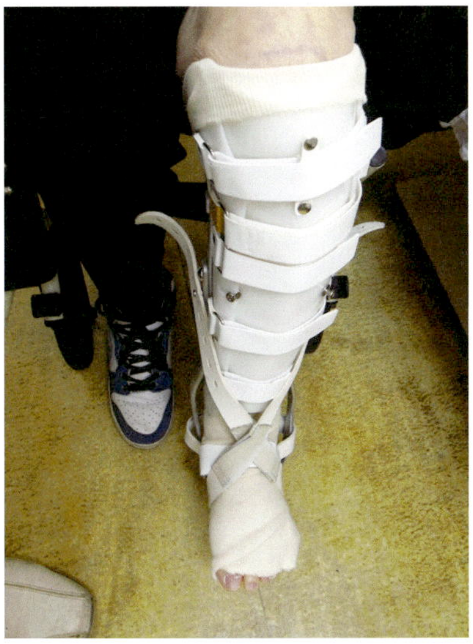

写真(51)　PTB ブレース装着正面

屋外で転倒し受傷した。車椅子で来院。X-P は左脛骨下中 1/3 のらせん状骨折である。暦年齢より元気であるが，このままでは寝たきりになると予測され，PTB ブレースの採型をした後，膝下キャストとして荷重以外なるべく体を動かすようにした。早急に PTB ブレースを作製し，装着（**写真(51)**）。起立練習を開始する。4 週で 4 輪歩行器を借り屋内歩行訓練を行う。PTB ブレースのままつま先歩行から徐々に全荷重へ移行。装具なし歩行に達した。

参 考 文 献

1）サルミエント.A，ラタ.LL 著，荻島秀男訳，骨折治療法：機能的・保存的療法，シュプリングフェアラーク東京支社，1989，9

2）Sarmiento,A: A Functional Below -the- Knee Cast for Tibial Fractures,J.B.J.S.49-A,5,7,855,1967

3）Sarmiento,A: A Functional Below-the-knee Brace for Tibial Fractures: A Report on Its Use in One Hundred and Thirty-Five Cases, J.B.J.S.Am.89, 157~159, 2007

4）佐々木正（分担執筆）：手技と処置　写真とイラストで見る基本技術　副子法　日経メディカル，1989，11

5）永田覚三ほか：腰部脊柱管狭窄症に対する保存療法—Williams lumbosacral flexion brace の応用，臨整外，1976.8

6）アルケア（株）スポーツ＆オルソペディックラインアップカタログ，2015，Vol.5

7）日本整形外科学会広報室，補装具と福祉機器の現状，身障福祉・義肢装具等委員会　日本整形外科学会，2005.，4

8）斎藤英彦，前腕骨遠位端骨折，整・災外，32：1267-1278，1989

9）斎藤英彦，森谷浩治：橈骨遠位端骨折；進歩と治療法の選択．東京：金原出版；2010

10）ギプス —Wikipedia,：ja Wikipedia.org/wiki/ギプス

11）義肢装具カタログ::社団法人日本義肢協会：2017

12）飯島進乃ほか：抗力を具備した骨盤前傾を促す継手月体幹装具が高齢者の歩行に与える影響，理学療法学 41（6）355-363，2014

13）勝平純司：腰部負担軽減を目的とした体幹装具 Trunk Solution の開発と実験的評価 Jsoh-ohe.umin.jp/taikai21/121123katuhira.pdf

14）勝平純司：体幹装具 Trunk Solution の開発と装着効果の検証，バイオメカニズム学会誌 39（4），211-216，2015

15）Svend-Hansen,H.et al: Fracture-Suspending Effect of the Pattelar-Tendon-Bearing Cast,Acta orthop.scand.50, 237-239, 1979

16）Tanaka,H.et al: The effect of the pattelar tendon-bearing cast on loading. J Bone Joint Surg Br, 2), 228-32, 2000

17）斉藤明義：足関節捻挫 II ～ III 度損傷—初期管理の重要性，特に固定肢位について，Sportsmedicine，2012，No.143

18）伊藤博元::診療ガイドラインから見たアキレス腱断裂の診断・治療，日整会誌，84：38-46，2010

19）林光俊，石井良章：下腿（アキレス腱）におけるMR画像の応用.臨床スポーツ医学（臨時増刊）2000：17：301-306

20）国府照男，茂手木三男：スポーツ外傷による新鮮アキレス腱皮下断裂の装具療法．関節外科 1997：16，16：669-676，

21）宮腰尚久：骨粗鬆性椎体骨折の痛みと治療，CLINIAN，運動器の 10 年—ロコモティブシンドロームと運動器疼痛—，2017．vol.64，No.661

22）Kamitani,Ko, et al.: J.Gerontology A Biol. Sci, 68, 869-875, 2013

おわりに

　整形外科領域の診断・治療法は進歩しつつあり，「ギプスなくして整形外科なし」の語録は消えつつある。しかし，運動器の外傷・障害の治療期間は本質的に変わっていない。骨折の診断がつくと治癒期間から重症になってしまい，おおかたの関節・腱・靭帯の疾患も治るまでに長い時間を要する。この間，患者の受ける日常生活の支障度は限りなく，また社会的損失の大きさも計り知れない。整形外科医は何をすべきか，何ができるか，何をしているかが課題である。すなわち，患者の日常生活の支障度をいかに軽くするか，いかに短くするかが整形外科医の責務ということになる。

　運動器の外傷・障害の95％以上が手術対象ではない。手術万能とはならないのである。社会的風潮として安くて，早くて……おいしい，おもしろい，直るが追い求められる。運動器疾患の治療にそんなうまい話はない。筆者は，患者の支障度をいかに軽くするか，短くするかに努めてきた。予測外の手間，時間が掛かっても窮鳥懐に入ればできることはするのが職務と考える。基本として患者の立場に立って診療することである。

　関節は動くところである。すなわち関節は固めてはいけないという大原則がある。一方，固定は重要な治療法である。ギプス固定とは裏腹の関係にある。本書では，長時間にわたって関節の固定をし続けず，リハビリの中心である自動運動をいかに組み込むかの方法について解説した。この方法が十分に理解され，広く応用されることを願っている。

佐 々 木 　 正

著者略歴

佐々木　正　（ささき・ただし）　1937 年生

1963 年　慶應義塾大学医学部卒
1964 年　慶應義塾大学医学部整形外科教室入局
1972 年　東京都済生会中央病院整形外科副医長
1976 年～1982 年　慶應義塾大学医学部兼任講師
1977 年～1982 年　川崎市立川崎病院整形外科医長
1982 年～2016 年　佐々木整形外科院長
1993 年～1998 年　杏林大学非常勤講師
2016 年～2018 年　東京都保健医療公社大久保病院（非常勤）
2016 年～　　　　医療法人社団慶洋会ケイアイクリニック（非常勤）

資格・免許
1964 年　医師免許取得
1971 年　医学博士学位取得

認定資格
整形外科専門医
日本整形外科学会認定
　スポーツ医　　　リウマチ医
　脊椎脊髄医　　　運動リハビリテーション医
日本医師会認定産業医
リウマチ財団登録医

著書（単著）
非特異性腰痛とは何か？ Primary Care 以前に知っておきたいこと：丸善プラネット、2017 年
　　　　（分担執筆）
脊椎の外科：医学書院、1981 年
現代外科手術学大系　15 巻 A 脊椎：中山書店、1983 年
臨床 X 線写真診断学人系　骨・関節 I 脊椎：新聞月報社、1984 年
手技と処置：日経メディカル、1989 年

Casting Manual
──プラスティックキャストで何ができるか

2018 年 11 月 30 日　初版発行

著作者　　佐々木　正　　　　　　　　　　　　©2018

発　行　所　丸善プラネット株式会社
　　　　　　〒101-0051　東京都千代田区神田神保町二丁目17番
　　　　　　電　話(03)3512-8516
　　　　　　http://planet.maruzen.co.jp/
発　売　所　丸善出版株式会社
　　　　　　〒101-0051　東京都千代田区神田神保町二丁目17番
　　　　　　電　話(03)3512-3256
　　　　　　https://www.maruzen-publishing.co.jp/

組版：株式会社ホンマ電文社
印刷・製本：富士美術印刷株式会社

ISBN 978-4-86345-395-1　C3047

本書の全部または一部を無断で転写及び複写複製（コピー）することは、
著作権法上での例外を除き禁じられています。インターネット、モバ
イルなどの電子メディアにおける無断転載などもこれに準じます。